Luan Ferr

Manual Prático de Cura Arcturiana

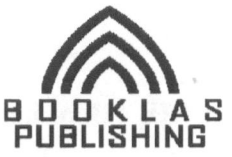

Título Original: **Manual Prático de Cura Arcturiana**
Copyright © 2025, publicado por Luiz Antonio dos Santos ME.

Este livro é uma obra de não-ficção que explora práticas e conceitos sobre cura energética e espiritualidade multidimensional. Através de uma abordagem detalhada, o autor apresenta ensinamentos e técnicas inspiradas nos Arcturianos, proporcionando aos leitores um caminho para a evolução espiritual e o equilíbrio energético.

- **1ª Edição**
- **Equipe de Produção**
- **Autor:** Luan Ferr
- **Editor:** Luiz Santos
- **Capa:** Studios Booklas/ Beatriz Fonseca
- **Diagramação:** Ricardo Mendes

Publicação e Identificação
Manual Prático de Cura Arcturiana
Booklas, 2025
Categorias: Espiritualidade / Terapias Energéticas
DDC: 133.9 / **CDU:** 133.7

Direitos Autorais
Todos os direitos reservados a:
Luiz Antonio dos Santos ME / Booklas

Nenhuma parte deste livro pode ser reproduzida, armazenada em um sistema de recuperação ou transmitida por qualquer meio — eletrônico, mecânico, fotocópia, gravação ou outro — sem a autorização prévia e expressa do detentor dos direitos autorais.

Sumário

Índice Analítico 5
Prólogo 14
Parte 1 16
1 Arcturianos 16
2 Anatomia Energética Humana 27
3 Cura Multidimensional 33
4 O Processo de Cura Multidimensional 39
5 Limpeza 44
6 Harmonização 49
7 Integração 55
8 Transformação 60
9 Cura Energética 68
10 Terapia Regressiva 73
11 Constelações Familiares 78
12 Meditação 83
13 Visualização Criativa 88
14 Afirmações e Decretos 92
Parte 2 97
15 Os Cristais Arcturianos 97
16 Armazenamento de Energia 104
17 Elevação da Vibração 108
18 Purificação Energética 112
19 Cura Física 116
20 Cura Emocional 121

21 Cura Mental 126
22 Cura Espiritual 130
Aplicações dos Cristais Arcturianos na Cura 134
23 Meditação 134
24 Cura com as Mãos 139
25 Elixir de Cristais 144
26 Grade de Cristais 148
27 Cromoterapia com Cristais 152
28 Programação de Cristais 157
29 Limpeza Energética de Ambientes 162
30 Harmonização dos Chakras 166
Parte 3 172
31 Geometria Sagrada 172
Princípios da Geometria Sagrada 177
32 Unidade 177
33 Padrões 182
34 Proporção Áurea 187
35 Vibração 192
36 Símbolos 197
37 Códigos de Cura da Geometria Sagrada 203
38 Flor da Vida 209
39 Merkaba 211
40 Cubo de Metatron 216
41 Espiral 221
42 Mandala 226
Aplicações da Geometria Sagrada na Cura Arcturiana 231
43 Meditação com Símbolos 231

44 Visualização de Formas Geométricas 236
45 Construção de Mandalas 241
46 Utilização de Cristais 246
47 Cura com as Mãos 250
48 Frequências de Luz e Som 255
49 Geometria em Nossa Vida 260
Epílogo 263

Índice Analítico

1 - Arcturianos: Apresenta a civilização arcturiana, descrevendo sua história, características físicas, comunicação telepática, missão na Terra e técnicas avançadas de cura.

2 - Anatomia Energética Humana: Explora a anatomia energética do corpo humano, descrevendo os corpos sutis, chakras, meridianos e a aura, e como o desequilíbrio energético pode afetar a saúde física, emocional e espiritual.

3 - Cura Multidimensional: Aborda os princípios da cura multidimensional arcturiana, que integra corpo, mente e espírito, e como a tecnologia, os cristais e as frequências de luz e som são utilizados nesse processo.

4 - O Processo de Cura Multidimensional: Detalha as etapas do processo de cura multidimensional, incluindo o diagnóstico energético, a limpeza, a harmonização e a integração das energias.

5 - Limpeza: Explica a importância da limpeza energética para remover padrões negativos e bloqueios, e como a luz violeta e a varredura energética auxiliam nesse processo.

6 - Harmonização: Descreve o processo de harmonização do sistema energético, utilizando

frequências de luz, som e cristais para equilibrar os chakras e o fluxo da energia vital.

7 - Integração: Aborda a integração das energias após a harmonização, permitindo que o indivíduo consolide os efeitos da cura e evite retornar a padrões antigos.

8 - Transformação: Explora a transformação como um estágio profundo da cura, libertando padrões limitantes, curando traumas do passado e despertando a verdadeira natureza espiritual.

9 - Cura Energética: Detalha técnicas de cura energética arcturiana, como a Cura Prânica, o Reiki e a Cura Quântica, e como aplicá-las para equilibrar os chakras e restaurar o fluxo da energia vital.

10 - Terapia Regressiva: Apresenta a Terapia Regressiva como uma técnica para acessar memórias do passado, identificar a origem de traumas e bloqueios emocionais, e promover a cura profunda.

11 - Constelações Familiares: Explora as Constelações Familiares como ferramenta para compreender e curar padrões familiares que influenciam a vida presente, harmonizando laços energéticos e restaurando o equilíbrio no sistema familiar.

12 - Meditação: Detalha a prática da meditação para acalmar a mente, equilibrar as emoções e conectar-se com a sabedoria interior, acessando estados elevados de percepção e insights profundos.

13 - Visualização Criativa: Aborda a visualização criativa como técnica para reprogramar a mente, manifestar a cura e criar realidades alinhadas com o bem-estar e a expansão espiritual.

14 - Afirmações e Decretos: Explica o poder das afirmações e decretos para reprogramar a mente subconsciente, substituindo crenças limitantes por pensamentos positivos e empoderadores.

15 - Os Cristais Arcturianos: Apresenta os cristais como amplificadores vibracionais e ferramentas de cura, descrevendo suas propriedades e como utilizá-los para potencializar a cura multidimensional.

16 - Armazenamento de Energia: Detalha a capacidade dos cristais Arcturianos de armazenar energia e como programá-los com intenções específicas para cura, proteção, prosperidade e ascensão.

17 - Elevação da Vibração: Explica como os cristais Arcturianos auxiliam na elevação da vibração do ambiente e das pessoas, facilitando a conexão com dimensões superiores e o despertar da consciência.

18 - Purificação Energética: Aborda a capacidade dos cristais Arcturianos de transmutar energias densas e negativas em energias sutis e positivas, purificando a aura, os chakras e os ambientes.

19 - Cura Física: Detalha como os cristais Arcturianos podem ser utilizados para tratar problemas físicos, como dores, inflamações e doenças crônicas, promovendo a harmonização energética e o reequilíbrio do corpo.

20 - Cura Emocional: Explica como os cristais Arcturianos auxiliam na cura emocional, liberando traumas, medos e bloqueios emocionais, promovendo o equilíbrio emocional e o desenvolvimento do amor próprio.

21 - Cura Mental: Aborda a atuação dos cristais Arcturianos no corpo mental, auxiliando na clareza de pensamento, concentração, criatividade e na superação de padrões negativos.

22 - Cura Espiritual: Detalha como os cristais Arcturianos facilitam a conexão com o Eu Superior, o despertar da intuição e a expansão da consciência, auxiliando na jornada de ascensão e no desenvolvimento espiritual.

23 - Meditação: Explica como utilizar os cristais Arcturianos durante a meditação para amplificar a energia, facilitar a conexão com os Arcturianos e aprofundar a experiência meditativa.

24 - Cura com as Mãos: Detalha como utilizar os cristais Arcturianos em conjunto com a cura pelas mãos, amplificando a energia curativa e direcionando-a para áreas específicas do corpo.

25 - Elixir de Cristais: Apresenta os elixires de cristais, preparados com água energizada por cristais Arcturianos, e como utilizá-los para cura física, equilíbrio emocional e expansão espiritual.

26 - Grade de Cristais: Descreve as grades de cristais como formações geométricas que amplificam e direcionam a energia para um propósito específico, criando um campo vibracional poderoso.

27 - Cromoterapia com Cristais: Aborda a cromoterapia com cristais Arcturianos, combinando a energia dos cristais e das cores para harmonizar o corpo físico, emocional e espiritual.

28 - Programação de Cristais: Explica a técnica de programação de cristais para direcionar sua energia para

um propósito específico, como cura, proteção, prosperidade e ascensão espiritual.

29 - Limpeza Energética de Ambientes: Detalha como utilizar os cristais Arcturianos para a limpeza energética de ambientes, removendo energias densas e negativas, e restaurando a harmonia do espaço.

30 - Harmonização dos Chakras: Explica como utilizar os cristais Arcturianos para harmonizar os chakras, removendo bloqueios energéticos e restaurando o fluxo da energia vital para promover o equilíbrio integral.

31 - Geometria Sagrada: Apresenta a Geometria Sagrada como uma ferramenta de cura e harmonização energética, descrevendo como os Arcturianos utilizam formas geométricas para interagir com as forças cósmicas e restaurar a integridade energética.

32 - Unidade: Aborda o princípio da Unidade na Geometria Sagrada, que revela a interconexão entre todas as formas de existência, expressando a harmonia subjacente do universo.

33 - Padrões: Explora os padrões geométricos que se repetem em diferentes escalas da realidade, refletindo a organização fundamental da matéria e da energia, e como a interação com esses padrões promove equilíbrio e ativação espiritual.

34 - Proporção Áurea: Apresenta a Proporção Áurea como uma manifestação matemática da harmonia presente na criação, descrevendo sua influência na natureza e como a sintonia com essa frequência promove realinhamento energético e elevação da consciência.

35 - Vibração: Aborda a vibração como a essência primordial da existência, descrevendo como a Geometria Sagrada utiliza formas e padrões para interagir com as energias sutis e promover a cura, o equilíbrio e a expansão espiritual.

36 - Símbolos: Explora os símbolos da Geometria Sagrada como portais de conexão com dimensões superiores, descrevendo suas funções na harmonização, proteção e elevação da consciência, e como utilizá-los em práticas meditativas e terapias energéticas.

37 - Códigos de Cura da Geometria Sagrada: Apresenta os Códigos de Cura da Geometria Sagrada como ferramentas de reconfiguração da matriz energética, descrevendo sua capacidade de dissolver bloqueios, realinhar frequências e promover a cura em múltiplos níveis.

38 - Flor da Vida: Detalha a Flor da Vida como uma expressão visual da interconexão entre todas as formas de vida, descrevendo sua geometria sagrada e como ela auxilia na harmonização energética, na cura e na conexão com dimensões superiores.

39 - Merkaba: Apresenta o Merkaba como um campo de luz que envolve o corpo humano, ativando o Corpo de Luz e facilitando a ascensão, descrevendo como os Arcturianos utilizam essa geometria sagrada para promover a cura multidimensional e a expansão da consciência.

40 - Cubo de Metatron: Explora o Cubo de Metatron como um símbolo que contém os cinco sólidos platônicos, representando os elementos da natureza e os blocos de construção da realidade, e como os

Arcturianos o utilizam para harmonizar os corpos sutis e promover a cura.

41 - Espiral: Aborda a espiral como um símbolo de crescimento, expansão e evolução, descrevendo como os Arcturianos a utilizam para ativar o DNA, acelerar o processo de cura e promover a conexão com a sabedoria universal.

42 - Mandala: Apresenta as mandalas como representações geométricas que simbolizam a totalidade e a unidade, descrevendo como são utilizadas em meditações e práticas de cura para harmonizar a energia e promover a concentração.

43 - Meditação com Símbolos: Explica como meditar com símbolos da Geometria Sagrada, como a Flor da Vida e o Merkaba, facilita a conexão com os Arcturianos, a elevação da vibração e a cura multidimensional.

44 - Visualização de Formas Geométricas: Detalha como a visualização de formas geométricas, como a espiral e o Cubo de Metatron, harmoniza os corpos sutis, promove a cura e facilita a manifestação de desejos.

45 - Construção de Mandalas: Explora a construção de mandalas com cores e formas geométricas específicas como ferramenta para promover a cura emocional, a expressão criativa e a conexão com o Eu Superior.

46 - Utilização de Cristais: Aborda a combinação de cristais com formas geométricas sagradas para amplificar a energia curativa, descrevendo como essa

técnica atua no alinhamento energético, na cura e na expansão da consciência.

47 - Cura com as Mãos: Explica como utilizar as mãos para traçar símbolos da Geometria Sagrada sobre o corpo, promovendo a harmonização energética e a cura física e emocional.

48 - Frequências de Luz e Som: Detalha a utilização de frequências de luz e som que ressoam com os padrões da Geometria Sagrada, amplificando o poder curativo e promovendo a harmonização dos corpos sutis.

49 - Geometria em Nossa Vida: Conclui com a importância de integrar a Geometria Sagrada no cotidiano, descrevendo como a aplicação desses princípios na vida diária, nos ambientes e nas práticas espirituais auxilia no alinhamento energético, na cura e na expansão da consciência.

Prólogo

Há livros que informam, outros que encantam. Há aqueles que oferecem alívio momentâneo e os que provocam reflexões profundas. Mas poucos, raros e preciosos, possuem a capacidade de transformar a essência de quem os lê. Este é um desses livros.

Você não o encontrou por acaso. Algo dentro de você, talvez uma intuição sutil ou um chamado silencioso, trouxe-o até estas páginas. E ao abri-lo, você já iniciou uma jornada—não apenas uma leitura, mas uma experiência vibracional capaz de elevar sua consciência e ressoar com a mais pura essência do seu ser.

Os ensinamentos contidos aqui não são meras palavras; são chaves que destrancam portas internas. Revelações que há muito esperavam ser acessadas. Você se verá envolvido por um conhecimento que ultrapassa o racional e penetra camadas profundas da sua energia, da sua alma. Técnicas milenares de cura, sabedoria cósmica e a conexão com seres de altíssima frequência vibracional são apenas a superfície do que este livro lhe proporcionará.

O que você sente agora? Talvez uma curiosidade inquietante, uma sensação de familiaridade ou um chamado inexplicável. Isso acontece porque a verdade tem uma vibração própria, e seu espírito a reconhece. Os Arcturianos, seres de luz que há milênios acompanham nossa evolução, compartilham aqui métodos precisos para restaurar seu equilíbrio, curar feridas invisíveis e despertar seu potencial mais elevado.

A ciência da cura multidimensional que você encontrará nestas páginas não é uma teoria distante ou um conceito abstrato. Trata-se de uma tecnologia vibracional real, que interage diretamente com sua energia e acelera processos profundos de alinhamento e expansão. A cada capítulo, você será guiado a explorar sua anatomia energética, ativar sua intuição, compreender padrões ocultos e desbloquear camadas de consciência que pareciam inacessíveis.

Permita-se.

Deixe de lado a resistência da mente analítica, as crenças limitantes e os dogmas que prenderam sua percepção até aqui. Este livro é um convite para experienciar, sentir e vivenciar uma nova realidade energética.

Respire profundamente.

O caminho já começou, e você está prestes a cruzar um limiar onde a cura se torna parte da sua existência e a transformação, uma certeza.

Seja bem-vindo a esta jornada.

Luiz Santos

Editor

Parte 1

1: Arcturianos

Os Arcturianos são uma civilização extraterrestre altamente evoluída, proveniente de Arcturus, a estrela mais brilhante da constelação de Boötes, localizada a aproximadamente 36 anos-luz da Terra. Sua história remonta a bilhões de anos, tempo suficiente para que desenvolvessem uma profunda sabedoria e uma tecnologia inimaginável para os padrões terrestres.

Os Arcturianos são frequentemente descritos como seres esguios, medindo entre 1,20 e 1,50 metros de altura, com pele azulada e grandes olhos amendoados que irradiam serenidade e sabedoria. Suas mãos possuem apenas três dedos longos e delicados, adaptados para interagir com a energia de maneira sutil e precisa. Diferente dos humanos, eles não dependem da comunicação verbal; sua linguagem é essencialmente telepática, permitindo que compartilhem pensamentos, emoções e conhecimento de forma instantânea e sem barreiras. Suas mensagens são claras, repletas de amor e discernimento, e frequentemente acompanhadas de sensações energéticas sutis que envolvem quem as recebe em um estado de paz e compreensão profunda.

Mais do que sua aparência singular, o que realmente define os Arcturianos é a frequência vibratória elevada que carregam. Eles transcenderam as emoções negativas e vivem em um estado de unidade e harmonia, livres de julgamentos e conflitos. Para eles, tudo no universo está interligado, e a evolução espiritual é um processo natural e contínuo que conduz à ascensão. Seu compromisso com essa jornada os tornou seres altamente compassivos, dedicados ao serviço amoroso e à orientação daqueles que ainda trilham os primeiros passos no caminho do despertar.

A presença Arcturiana na Terra não é recente. Há milênios, eles acompanham a evolução da humanidade, intervindo de maneira sutil para auxiliar no desenvolvimento espiritual da nossa espécie. Como guardiões planetários, sua missão é proteger a Terra de influências negativas e orientar aqueles que buscam expandir sua consciência. Não impõem sua ajuda, pois respeitam o livre-arbítrio de cada ser, mas estão sempre disponíveis para aqueles que desejam se conectar e receber sua assistência.

A história dos Arcturianos remonta a um passado tão remoto que desafia nossa compreensão linear do tempo. Sua civilização floresceu em um planeta orbitando Arcturus, onde, ao longo de incontáveis eras, desenvolveram um nível de consciência muito além das limitações materiais. À medida que avançavam espiritualmente, aprenderam a manipular a energia de maneiras inimagináveis para os padrões terrestres. Suas tecnologias não se baseiam em matéria densa, mas sim na ressonância vibratória e na harmonização energética. Mestres na arte da cura, eles dominam a ciência da transmutação de frequências, permitindo que transformem energias desequilibradas em vibrações mais sutis e benéficas.

Ao longo de sua jornada evolutiva, os Arcturianos compreenderam que a verdadeira maestria espiritual não se limita ao desenvolvimento individual, mas se expande na forma de serviço ao próximo. Assim, tornaram-se mentores de outras civilizações, auxiliando diversos planetas a superarem desafios e a avançarem em seu caminho ascensional. Seu compromisso com o bem-estar cósmico os levou a estabelecer uma rede de auxílio interdimensional, onde compartilham sua sabedoria e suas técnicas avançadas de cura com aqueles que estão prontos para recebê-las.

A missão Arcturiana na Terra é ampla e multifacetada. Um de seus principais objetivos é elevar a consciência humana, despertando-nos para nossa verdadeira natureza divina e para o potencial ilimitado que carregamos. Através de sua influência sutil, inspiram o desenvolvimento de valores como amor, compaixão e cooperação, incentivando-nos a abandonar padrões baseados no medo e na separação.

Outro aspecto essencial de sua missão é a cura. Os Arcturianos utilizam tecnologias avançadas de cura energética, capazes de atuar nos níveis físico, emocional e espiritual. Eles operam em frequências que promovem a restauração do equilíbrio, auxiliando na liberação de traumas e na harmonização dos centros energéticos do corpo. Muitas pessoas que se conectam com sua energia relatam experiências de profunda renovação, onde bloqueios antigos são dissolvidos e uma sensação de leveza e bem-estar se instala.

Além disso, desempenham o papel de protetores planetários, garantindo que a Terra não seja influenciada por forças externas que poderiam comprometer seu processo de ascensão. Trabalham de forma silenciosa, mas eficaz, neutralizando energias dissonantes e resguardando nosso planeta de interferências que não estejam alinhadas com o bem maior.

A ascensão da Terra para uma nova frequência vibracional é um evento de grande importância no contexto cósmico, e os Arcturianos estão aqui para auxiliar nessa transição. Eles compreendem que essa mudança não ocorre de forma abrupta, mas sim gradualmente, à medida que a consciência coletiva da humanidade se expande. Por isso, atuam inspirando indivíduos a buscarem sua própria evolução, pois sabem que a transformação do planeta depende da transformação de cada ser que nele habita.

Embora os Arcturianos existam em uma dimensão diferente da nossa, é possível conectar-se com sua energia e receber sua orientação. Essa conexão se dá principalmente através da meditação, da visualização e da intenção sincera de entrar em sintonia com suas vibrações elevadas. Durante esses momentos de contato, muitas pessoas relatam sentir um calor sutil, uma paz profunda ou até mesmo perceber insights e imagens simbólicas que trazem respostas para questões internas.

Os benefícios dessa conexão são vastos. Além do despertar da intuição e do aumento da clareza mental, muitos experimentam uma elevação da frequência energética, o que facilita processos de cura e acelera a manifestação de mudanças positivas na vida. Outros relatam um despertar gradual de habilidades psíquicas adormecidas, como a percepção extrassensorial e a capacidade de sentir energias sutis ao redor. Acima de tudo, conectar-se com os Arcturianos proporciona um profundo alinhamento com o Eu Superior, promovendo uma sensação de serenidade e propósito.

No entanto, essa conexão exige entrega e confiança. Os Arcturianos não impõem sua presença, tampouco seus ensinamentos. Eles respeitam o ritmo de cada indivíduo e aguardam pacientemente que cada um, por escolha própria, decida abrir-se para essa frequência elevada. Esse processo é delicado e ocorre de maneira sutil, promovendo, com o tempo, uma expansão da consciência e uma compreensão mais profunda do significado da existência.

Aqueles que relatam experiências de contato com os Arcturianos frequentemente descrevem vivências transformadoras, onde recebem curas profundas e insights que alteram a forma como veem a vida. Essas experiências não são privilégio de poucos, mas acessíveis a qualquer um que busque o crescimento interior com sinceridade. Para facilitar essa conexão, é essencial adotar práticas que elevem a vibração pessoal, como meditação, autoconhecimento e atitudes baseadas na compaixão. À medida que nos afinamos com essa frequência elevada, torna-se mais fácil perceber os sinais sutis de sua presença e orientação.

O caminho que se desenha diante da humanidade é um convite à coevolução e à colaboração. Os Arcturianos, com sua sabedoria milenar, estendem suas mãos etéricas para nos lembrar de quem realmente somos: seres de luz em constante evolução. Ao aceitar esse chamado com o coração aberto, podemos nos tornar co-criadores de uma nova realidade, onde o amor, a compaixão e a consciência superior guiam cada passo. Essa jornada é contínua e profundamente transformadora, e cada escolha consciente que fazemos nos aproxima de um futuro mais harmonioso e iluminado.

O caminho que se abre diante de nós é de coevolução e colaboração. Os Arcturianos, com sua sabedoria milenar, estendem suas mãos etéricas como um convite para que possamos lembrar quem realmente somos: seres de luz em constante evolução. Ao aceitar esse chamado com o coração aberto, podemos nos tornar co-criadores de uma nova realidade, onde amor, compaixão e consciência superior guiam nossos passos. Essa jornada é contínua e transformadora, e cada escolha consciente nos aproxima de um futuro mais harmonioso e iluminado.

Embora os Arcturianos existam em uma dimensão além da nossa percepção física, a comunicação interdimensional torna-se possível quando o coração está aberto, a intenção é sincera e práticas específicas são adotadas com disciplina e respeito. Ao conectar-se com esses seres de luz, você acessa uma fonte inesgotável de sabedoria, amor e cura, que pode transformar sua jornada espiritual e fortalecer sua conexão com planos superiores.

Antes de iniciar essa conexão, é essencial preparar-se adequadamente, ajustando corpo, mente e espírito para receber as energias sutis dos Arcturianos. O primeiro passo é a purificação. Para isso, tome um banho relaxante, permitindo que a água leve embora qualquer tensão ou negatividade acumulada. No ambiente, utilize incensos ou defumadores como sálvia branca, palo santo ou mirra, espalhando sua fumaça pelos cômodos enquanto mentaliza a luz violeta transmutando energias densas em vibrações mais elevadas. Se possível, acenda uma vela azul ou violeta, cores associadas à energia Arcturiana, e visualize sua chama iluminando o espaço com uma luz protetora.

O próximo passo é encontrar equilíbrio. A prática da meditação é altamente recomendada, pois ajuda a alinhar os centros energéticos e a acalmar a mente, tornando a comunicação mais fluida. Exercícios de respiração consciente também são úteis: inspire profundamente pelo nariz, segurando o ar por alguns segundos, e depois expire lentamente pela boca, repetindo esse processo até sentir-se relaxado e centrado. Outras práticas como yoga, tai chi ou simplesmente caminhar em meio à natureza podem auxiliar na harmonização do corpo e do espírito, preparando-o para uma conexão mais profunda.

Estabelecer uma intenção clara é fundamental. Pergunte a si mesmo o que busca ao conectar-se com os Arcturianos: deseja cura, orientação espiritual, expansão da consciência ou simplesmente sentir sua presença? Formule essa intenção de maneira objetiva e sincera, expressando-a em palavras ou escrevendo-a em um diário espiritual. A clareza de propósito facilita a recepção das mensagens e energias Arcturianas, criando um canal de comunicação mais definido.

Por fim, é essencial cultivar uma mente aberta e receptiva. Livre-se de expectativas rígidas e julgamentos, permitindo que a experiência se manifeste de forma natural. Os Arcturianos podem se comunicar de maneiras sutis, como através de pensamentos intuitivos, sensações físicas ou até mesmo por meio de sinais e sincronicidades. Confie no processo e esteja atento às pequenas mudanças ao seu redor.

Existem diversas formas de estabelecer essa conexão, e experimentar diferentes métodos pode ajudá-lo a descobrir qual ressoa melhor com você. A meditação é uma das ferramentas mais poderosas. Para isso, encontre um local tranquilo, sente-se confortavelmente e feche os olhos. Respire profundamente algumas vezes, visualizando uma luz azul brilhante descendo do céu e envolvendo todo o seu ser. Mentalize os Arcturianos se aproximando, emanando amor, sabedoria e cura. Sinta sua presença e, se desejar, converse mentalmente com eles, expressando seus desejos e abrindo-se para receber suas mensagens. Às vezes, as respostas vêm como palavras suaves na mente, imagens simbólicas ou sensações de paz profunda.

Outra maneira eficaz é a invocação, um chamado direto aos Arcturianos, convidando-os a se aproximarem e compartilharem sua orientação. Você pode criar sua própria invocação ou utilizar frases já conhecidas, sempre falando com o coração. Algo como: "Amados Arcturianos, eu os convido amorosamente a se aproximarem. Estou aberto a receber sua sabedoria, cura e orientação. Que sua luz envolva meu ser e minha consciência, auxiliando-me em meu caminho espiritual. Gratidão por sua presença amorosa." Essa prática pode ser realizada em voz alta ou mentalmente, dependendo do que sentir mais confortável.

A visualização criativa também é um método poderoso. Feche os olhos e imagine-se dentro de uma nave Arcturiana, cercado por seres luminosos e benevolentes. Visualize-se recebendo energias de cura, informações valiosas e ensinamentos sutis. Sinta a vibração desses seres fluindo através de você, preenchendo cada célula do seu corpo com amor e paz. Quanto mais vívida for sua visualização, mais intensa será a conexão.

A escrita automática é uma técnica interessante para canalizar mensagens Arcturianas. Pegue papel e caneta, relaxe e peça mentalmente que os Arcturianos se comuniquem através de sua escrita. Deixe sua mão fluir livremente, sem censura ou julgamentos, permitindo que as palavras surjam espontaneamente. Muitas vezes, mensagens inspiradoras e profundas emergem desse processo, trazendo insights valiosos para sua jornada.

Os sonhos também podem ser um canal de comunicação. Antes de dormir, peça aos Arcturianos que enviem mensagens ou orientações durante o sono. Mantenha um caderno ao lado da cama e, ao acordar, anote tudo o que lembrar. Muitas vezes, as respostas vêm na forma de símbolos ou situações que, quando analisadas, revelam significados profundos.

Além disso, os Arcturianos costumam se comunicar por meio de sinais e sincronicidades. Preste atenção a padrões numéricos repetidos, músicas que tocam no momento certo, encontros inesperados ou qualquer evento que pareça ter um significado especial. Esses pequenos sinais indicam que sua conexão está se fortalecendo.

Aprofundar essa conexão exige prática e dedicação contínua. Criar um altar dedicado aos Arcturianos pode ser uma maneira de intensificar o vínculo. Escolha um local especial em sua casa e coloque cristais como ametista, quartzo azul ou lápis-lazúli, além de velas e imagens que representem a energia Arcturiana. Use esse espaço para meditar, fazer invocações ou simplesmente se sintonizar com sua presença.

Estabelecer uma rotina de comunicação também é importante. Reserve alguns minutos diários para conversar com os Arcturianos mentalmente, expressar sua gratidão e pedir orientação. Quanto mais frequente for essa prática, mais forte se tornará a conexão.

Buscar conhecimento sobre os Arcturianos pode enriquecer ainda mais sua experiência. Leia livros, participe de grupos de estudo, assista a palestras e aprofunde-se na filosofia desses seres. O aprendizado constante fortalece a confiança no processo e amplia sua compreensão sobre suas mensagens e propósitos.

Outro aspecto essencial é confiar em sua intuição. As mensagens Arcturianas geralmente se manifestam como uma voz interior suave, um sentimento de paz ou uma certeza inexplicável. Ao aprender a ouvir e interpretar esses sinais, você desenvolverá uma conexão cada vez mais clara e assertiva.

Praticar a gratidão também fortalece esse vínculo. Agradeça aos Arcturianos por sua presença e auxílio, mesmo quando as respostas não forem imediatas. A gratidão abre caminhos para novas experiências e aprofundamentos espirituais.

Os benefícios dessa conexão são vastos. Desde a cura física e emocional até o despertar espiritual, a presença Arcturiana auxilia no alinhamento energético, na liberação de bloqueios e no fortalecimento da intuição. Com o tempo, essa relação se torna cada vez mais perceptível, trazendo orientação, conforto e uma profunda sensação de pertencimento ao universo.

Ao se aprofundar nessa jornada, lembre-se de que cada experiência é única e se desenrola no tempo divino. Confie no fluxo dessa conexão, esteja atento aos sinais e celebre cada pequeno avanço. Assim, o caminho se desvela com leveza, guiando você com amor e sabedoria para uma existência mais plena e alinhada com sua verdadeira essência.

Ao se aprofundar nessa jornada, lembre-se de que cada experiência é única e se desenrola no tempo divino. Confie no fluxo natural dessa conexão, permita-se aprender com cada sinal e mensagem, e celebre cada avanço, por menor que pareça. Assim, o caminho se desvela com leveza, guiando você com sabedoria e amor rumo a uma existência mais plena, alinhada com a energia universal de cura e expansão.

2: Anatomia Energética Humana

Aprofundando nossa jornada rumo à compreensão da cura Arcturiana, exploraremos agora a fascinante anatomia energética humana. Compreender como a energia vital flui através de nossos corpos sutis é essencial para assimilar os princípios da cura multidimensional e aplicar as técnicas Arcturianas com maior eficácia.

A anatomia energética humana vai muito além daquilo que os olhos podem perceber. Trata-se de um sistema complexo e interconectado que transcende a matéria, manifestando-se em camadas sutis de energia que influenciam não apenas o corpo físico, mas também nossas emoções, pensamentos e conexões espirituais. Assim como nosso organismo biológico possui órgãos e sistemas responsáveis por suas funções vitais, o corpo energético também é composto por estruturas que regulam e direcionam o fluxo da energia vital — chamada de prana, chi ou ki, conforme as tradições espirituais e filosóficas ao redor do mundo.

Os corpos sutis formam essa estrutura energética e se interpenetram em diferentes níveis de frequência vibracional. Cada um deles desempenha um papel específico na manutenção do equilíbrio do ser. O primeiro e mais próximo do físico é o corpo etérico, uma matriz energética que atua como um molde para o corpo material. Ele é responsável por absorver a energia do ambiente e distribuí-la para os órgãos e tecidos, garantindo vitalidade e sustentação. O corpo emocional, por sua vez, é extremamente fluido e dinâmico, sendo diretamente influenciado pelo estado emocional da pessoa. Quando sentimentos negativos persistem, esse corpo pode apresentar distorções e bloqueios, que, ao longo do tempo, podem se manifestar como doenças psicossomáticas.

Já o corpo mental é o responsável pelo processamento de pensamentos, crenças e padrões de raciocínio. Ele é estruturado de acordo com a forma como cada indivíduo percebe e interpreta a realidade. Se alimentado por pensamentos negativos ou crenças limitantes, pode criar barreiras energéticas que impactam diretamente a saúde emocional e física. Por fim, o corpo espiritual representa a conexão com dimensões superiores da existência, abrigando a intuição, a sabedoria interior e o contato com o divino. Seu fortalecimento ocorre por meio do desenvolvimento espiritual e do alinhamento com a essência verdadeira do ser.

Dentro desse sistema energético, os chakras desempenham um papel fundamental. Eles são centros de captação, transformação e distribuição de energia, influenciando aspectos físicos, emocionais e espirituais. Existem sete principais ao longo da coluna vertebral, cada um associado a determinadas funções. O chakra raiz (Muladhara), localizado na base da coluna, governa a segurança, a estabilidade e a conexão com a terra. Subindo um pouco mais, encontra-se o chakra sacral (Svadhisthana), relacionado à criatividade, sexualidade e emoções. O chakra do plexo solar (Manipura), situado na região do umbigo, está ligado ao poder pessoal, autoestima e força de vontade. No centro do peito, o chakra cardíaco (Anahata) se manifesta como o ponto de equilíbrio entre o material e o espiritual, representando o amor, a compaixão e a empatia.

No campo da comunicação e expressão, encontra-se o chakra laríngeo (Vishuddha), localizado na garganta. Ele rege a verbalização das ideias e a autenticidade da expressão pessoal. O chakra frontal (Ajna), entre as sobrancelhas, é conhecido como o terceiro olho, o centro da intuição e da percepção além dos sentidos físicos. No topo da cabeça, o chakra coronário (Sahasrara) liga o indivíduo ao divino, possibilitando estados elevados de consciência e espiritualidade. O equilíbrio desses centros energéticos é essencial, pois qualquer bloqueio pode resultar em problemas físicos, emocionais e espirituais.

Além dos chakras, outra estrutura essencial do sistema energético humano são os meridianos. Esses canais funcionam como "rodovias" por onde a energia vital circula, conectando os órgãos, os chakras e todo o campo energético. Na tradição da medicina chinesa, técnicas como a acupuntura são utilizadas para estimular esses pontos e restaurar o fluxo energético, removendo bloqueios e promovendo a cura.

A aura, por sua vez, representa o campo energético que envolve todo o corpo físico. Ela se expande e se contrai de acordo com as vibrações emitidas pelo indivíduo, refletindo seu estado de saúde, emoções e nível espiritual. A leitura da aura pode revelar desequilíbrios antes mesmo que se manifestem no corpo físico, tornando-se uma poderosa ferramenta diagnóstica e de autocuidado.

Manter o equilíbrio energético é fundamental para garantir um estado de saúde integral. Quando a energia não flui adequadamente, podem surgir sintomas diversos, como fadiga persistente, doenças crônicas, instabilidade emocional, dificuldades mentais, bloqueios criativos e problemas de relacionamento. A cura Arcturiana atua diretamente nesses aspectos, restaurando a harmonia dos chakras, limpando os meridianos, fortalecendo a aura e estabilizando os corpos sutis.

Diversas técnicas podem ser aplicadas para restaurar e manter essa harmonia energética. A meditação é uma das mais eficazes, pois acalma a mente, equilibra as emoções e favorece o fluxo livre da energia vital. A prática do yoga também é altamente recomendada, pois, além de melhorar a flexibilidade e a força física, trabalha diretamente com a respiração e a circulação da energia pelo corpo. Outra técnica poderosa é o Reiki, uma forma de cura energética que utiliza a imposição das mãos para canalizar a energia universal e promover o equilíbrio dos chakras.

A Cura Prânica, por sua vez, emprega o prana para remover bloqueios energéticos e revitalizar o campo áurico. Já a Cristaloterapia utiliza cristais e pedras naturais, cada um com suas vibrações específicas, para atuar na harmonização dos corpos sutis. A Aromaterapia se baseia no uso de óleos essenciais com propriedades terapêuticas, influenciando tanto o campo físico quanto o energético. A Cromoterapia, por outro lado, trabalha com a vibração das cores, utilizando diferentes tonalidades para restaurar o equilíbrio. Por fim, a Somaterapia emprega sons e frequências vibracionais para reorganizar a estrutura energética do indivíduo, promovendo relaxamento e cura.

Compreender a anatomia energética humana permite reconhecer que a verdadeira cura acontece de dentro para fora, atingindo níveis profundos do ser. Quando essas estruturas estão alinhadas e harmonizadas, o corpo físico responde com vitalidade, a mente se torna clara e as emoções se estabilizam. A aplicação das técnicas Arcturianas potencializa esse alinhamento, permitindo um processo de cura que transcende o nível físico e alcança dimensões superiores da existência.

Ao cultivar o equilíbrio dos corpos sutis e manter os chakras e meridianos em fluxo constante, cria-se um campo propício para uma conexão mais plena com as energias cósmicas. Esse alinhamento não apenas favorece o bem-estar individual, mas também contribui para a expansão da consciência coletiva e a evolução espiritual da humanidade. Mesmo pequenas práticas diárias de harmonização energética fortalecem o campo vibracional e facilitam o despertar da verdadeira essência.

Dessa forma, cuidar da própria anatomia energética não é apenas um ato de autoconhecimento, mas também um gesto de amor e responsabilidade para consigo mesmo e com o todo. Integrar as diferentes técnicas de cura — sejam Arcturianas ou de outras tradições — deve ser um processo consciente e respeitoso com o próprio ritmo de desenvolvimento. Honrar esse caminho significa permitir que a energia vital flua livremente, sustentando uma vida mais equilibrada, plena e alinhada com o propósito da alma.

Portanto, cuidar da própria anatomia energética é um ato de amor e responsabilidade consigo mesmo e com o todo. A integração de técnicas de cura, sejam elas Arcturianas ou de outras tradições, deve ser feita com consciência e respeito pelo próprio ritmo. Ao honrar esse processo, cada passo dado representa uma aproximação maior ao equilíbrio e à plenitude, permitindo que a energia vital flua livremente e sustente uma vida mais leve, saudável e alinhada com os propósitos da alma.

3: Cura Multidimensional

Com a base sólida construída sobre a anatomia energética humana e a conexão com os Arcturianos, adentramos agora o fascinante universo da cura multidimensional. Prepare-se para desvendar os princípios e fundamentos da cura Arcturiana, que transcende os limites da medicina tradicional e atua de forma holística, integrando corpo, mente e espírito.

A cura multidimensional se baseia na compreensão de que o ser humano é um ser multidimensional, composto por diversos corpos sutis que interagem e se influenciam mutuamente. A doença, nesse contexto, é vista como um desequilíbrio energético que se manifesta em diferentes níveis do ser, podendo se expressar como sintomas físicos, emocionais, mentais ou espirituais.

Os Arcturianos, com sua sabedoria e tecnologia avançada, dominam a arte da cura multidimensional, atuando nos diversos corpos sutis para restaurar a harmonia e o fluxo natural da energia vital. Eles utilizam uma abordagem holística, integrando diferentes técnicas e ferramentas para promover o bem-estar integral do indivíduo.

A cura multidimensional se fundamenta em princípios essenciais que sustentam a abordagem

Arcturiana, permitindo um realinhamento profundo do ser em seus múltiplos níveis. O primeiro desses princípios é a interconexão, pois cada aspecto do ser humano — físico, emocional, mental e espiritual — está intrinsecamente ligado. Quando ocorre um desequilíbrio em qualquer um desses níveis, os demais são impactados, perpetuando padrões de desarmonia. A cura multidimensional, portanto, não trata apenas os sintomas manifestados, mas busca restaurar a harmonia integral do ser, garantindo que cada aspecto esteja em sintonia com os demais.

A energia é o segundo princípio fundamental. Para os Arcturianos, toda doença ou desconforto resulta de uma obstrução ou distorção no fluxo da energia vital. Através de técnicas especializadas, eles removem esses bloqueios, promovem a harmonização dos chakras e restauram o fluxo energético natural do corpo. Ao dissolver essas barreiras energéticas, a pessoa experimenta um retorno à vitalidade e ao equilíbrio, permitindo que sua própria energia flua livremente e sustente a saúde de maneira plena.

A consciência desempenha um papel essencial na cura multidimensional. É por meio dela que a pessoa se torna capaz de identificar padrões de pensamento, emoções e comportamentos que contribuem para seu estado de desequilíbrio. O autoconhecimento se torna, então, uma ferramenta poderosa dentro desse processo, pois, ao compreender as origens de sua desarmonia, a pessoa assume o papel de co-criadora de sua própria cura. Os Arcturianos incentivam essa expansão da consciência, estimulando cada ser a desenvolver uma percepção mais profunda de si mesmo e de suas conexões com o universo.

Outro princípio essencial é a responsabilidade. A cura não é um ato passivo, mas um processo ativo que exige participação e comprometimento. A pessoa é convidada a assumir total responsabilidade por sua saúde, compreendendo que suas escolhas diárias — sejam elas físicas, emocionais ou espirituais — impactam diretamente seu estado de equilíbrio. Os Arcturianos ensinam que a autocura é um caminho de empoderamento, no qual cada ser se torna consciente de sua capacidade de transformar sua realidade e adotar hábitos que sustentem sua harmonia e bem-estar.

Além disso, a cura multidimensional não se limita à eliminação de sintomas superficiais; ela visa uma transformação profunda do ser. Através desse processo, a pessoa é capaz de transcender padrões limitantes, curar feridas emocionais e traumas do passado, além de acessar sua verdadeira essência divina. Assim, a cura se torna um catalisador para a evolução pessoal e espiritual, promovendo uma expansão de consciência que possibilita uma nova maneira de existir no mundo.

Por fim, o princípio mais essencial da cura Arcturiana é o amor incondicional. Esse amor, emanado pelos Arcturianos, cria um campo vibracional de cura e transformação. É dentro dessa energia amorosa que os processos de cura ocorrem de forma mais fluida e eficaz. O amor incondicional, aliado à compaixão e à aceitação, gera um espaço seguro para que a pessoa se cure em todos os níveis. Esse campo de cura, sustentado pelo amor, dissolve bloqueios, libera energias estagnadas e permite que a essência verdadeira do ser floresça.

Os Arcturianos utilizam diversas ferramentas para facilitar esse processo de cura multidimensional, combinando tecnologia avançada com métodos energéticos. Entre essas ferramentas, destacam-se a tecnologia Arcturiana, os cristais energéticos e as frequências de luz e som.

A tecnologia Arcturiana é uma das mais sofisticadas e eficazes abordagens dentro da cura multidimensional. Projetada para atuar simultaneamente nos corpos sutis e físicos, essa tecnologia dissolve bloqueios, eleva a frequência vibracional e restabelece a harmonia energética. Um dos principais recursos utilizados são as Câmaras de Cura Arcturianas, espaços energéticos criados para regeneração celular, alinhamento dos chakras e purificação do campo energético.

Para aplicar essa tecnologia, o primeiro passo é a preparação e definição de intenção. O ambiente deve estar tranquilo e livre de interferências externas, permitindo que a energia flua sem obstáculos. A pessoa pode sentar-se ou deitar-se confortavelmente, respirando profundamente algumas vezes para relaxar. Com a mente serena, ela define a intenção da cura, seja para equilíbrio emocional, alívio de dores físicas ou expansão espiritual.

Em seguida, inicia-se a conexão com as Câmaras de Cura Arcturianas. A pessoa pode visualizar-se imersa em uma luz azul-violeta, sentindo uma vibração sutil percorrendo seu corpo. Ela mentaliza a presença dos

Arcturianos ao seu redor, permitindo que conduzam a energia de cura. Durante alguns minutos, a energia flui através de cada célula do seu ser, promovendo uma regeneração profunda.

Outro recurso poderoso são os cristais Arcturianos, que atuam como amplificadores de energia e facilitam a conexão com frequências superiores. Cristais como quartzo transparente, ametista e selenita ressoam fortemente com a energia Arcturiana e podem ser usados para remover bloqueios energéticos. Para utilizá-los, a pessoa pode segurar um cristal nas mãos ou posicioná-lo sobre o chakra correspondente à área que deseja tratar. Ela então visualiza um feixe de luz azul emanando do cristal, penetrando seu campo energético e dissolvendo padrões negativos, restaurando assim o fluxo natural de energia.

As frequências de luz e som são outra ferramenta essencial dentro desse processo de cura. O som e a luz vibram em determinadas frequências que podem reprogramar a estrutura energética e promover uma harmonização profunda. Para aplicar essa técnica, a pessoa pode utilizar sons binaurais, cantos harmônicos ou entoar mentalmente o som "OM". Essa vibração sonora ressoa por todo o corpo, ajudando a dissolver bloqueios e elevar a frequência vibracional. Ao mesmo tempo, pode-se imaginar raios de luz dourada e azul-celeste fluindo ao redor do corpo, ajustando e realinhando todos os corpos sutis.

Por fim, a etapa de ancoragem e encerramento é essencial para consolidar os efeitos da cura. A pessoa pode visualizar-se envolta por uma esfera de luz branca protetora, garantindo que a energia absorvida seja plenamente integrada. Ela expressa gratidão aos Arcturianos e a si mesma pela abertura ao processo de cura. Para completar, beber água e permanecer em estado de tranquilidade permite que a assimilação das energias ocorra de maneira mais profunda e estável.

Essa prática pode ser aplicada tanto individualmente quanto para outras pessoas, bastando seguir o mesmo procedimento e estabelecer a intenção de canalizar a energia curativa para o receptor. A tecnologia Arcturiana, quando utilizada com consciência e respeito, representa um portal para a restauração plena do ser, promovendo equilíbrio, regeneração e uma expansão espiritual que transcende os limites da percepção ordinária.

4: O Processo de Cura Multidimensional

A cura multidimensional é um processo individual e único para cada pessoa. No entanto, alguns passos são comuns a todas as jornadas de cura:

O primeiro passo nesse processo de cura multidimensional Arcturiana é o diagnóstico, que possibilita uma análise minuciosa do campo energético. Ele permite a identificação de bloqueios nos chakras, padrões emocionais prejudiciais e crenças limitantes que afetam o bem-estar do indivíduo. Através da avançada tecnologia vibracional dos Arcturianos e de sua conexão energética elevada, torna-se possível realizar um mapeamento detalhado, proporcionando uma abordagem direcionada e eficaz para a restauração do equilíbrio.

Para iniciar essa jornada, a preparação adequada é essencial. Antes de qualquer avaliação, deve-se criar um ambiente propício, silencioso e livre de distrações. Escolher um local onde seja possível relaxar sem interrupções é fundamental. Ao se sentar ou deitar confortavelmente, a coluna deve permanecer reta para que a energia flua sem restrições. Com os olhos fechados, realiza-se uma respiração profunda por três vezes, inspirando luz e expirando toda tensão ou distração. Nesse momento, é importante definir uma intenção clara para o diagnóstico, mentalizando: *Estou pronto(a) para compreender e identificar os bloqueios que precisam ser curados.* Essa intenção serve como um direcionamento para a conexão energética que será estabelecida. Caso o processo esteja sendo conduzido para outra pessoa, orientá-la a seguir os mesmos passos garante uma harmonização eficiente e facilita a percepção das energias.

A conexão com os Arcturianos é um aspecto essencial dessa avaliação, pois possibilita a percepção ampliada das desarmonias existentes no campo vibracional. Para estabelecer esse contato, visualiza-se uma esfera de luz azul-violeta descendo suavemente do alto e envolvendo completamente o corpo. Essa luz atua como um canal de conexão, intensificando a sintonia com a energia Arcturiana. Em seguida, deve-se mentalizar a presença de um ou mais desses seres elevados, percebendo sua energia serena e acolhedora ao redor. Para aprofundar essa sintonia, a consciência precisa ser expandida, permitindo que se conecte a um campo informacional superior. Se desejar, pode-se verbalizar, mentalmente ou em voz baixa: *Peço a assistência dos Arcturianos para identificar e compreender as energias que precisam ser curadas.* Caso esteja conduzindo outra pessoa, deve-se guiá-la por esse processo com tranquilidade e clareza, narrando cada etapa para que a experiência seja fluida e natural.

O próximo passo é o escaneamento energético, um método que permite detectar pontos de desequilíbrio no corpo físico, emocional e espiritual. Para isso, imagina-se um feixe de luz azul percorrendo lentamente o corpo, do topo da cabeça até os pés. Durante esse processo, é necessário estar atento às sensações que surgirem: calor, formigamento, pressão ou qualquer outra percepção sutil, pois esses sinais indicam áreas com bloqueios energéticos. Se a análise estiver sendo feita em outra pessoa, passa-se as mãos suavemente a alguns centímetros do corpo dela, sentindo variações na temperatura ou resistência no campo energético. Para uma percepção ainda mais precisa, pode-se utilizar um cristal de quartzo transparente, que amplifica a sensibilidade e facilita a captação de padrões vibracionais mais sutis.

Com os bloqueios identificados, inicia-se a etapa de decodificação das informações energéticas. Cada chakra bloqueado está diretamente relacionado a aspectos específicos da vida. O chakra coronário, localizado no topo da cabeça, quando bloqueado, pode indicar uma conexão espiritual enfraquecida. Já o chakra frontal, também chamado de terceiro olho, pode apontar dificuldades de clareza mental ou uma intuição bloqueada. No chakra laríngeo, que rege a comunicação, um bloqueio pode manifestar-se como dificuldades na expressão ou repressão da voz interior. O chakra cardíaco, centro das emoções, pode refletir feridas emocionais não curadas, enquanto o chakra do plexo solar, associado à identidade e autoestima, pode evidenciar insegurança e bloqueios emocionais. O chakra sacral, responsável pela criatividade e pelos relacionamentos, pode demonstrar dificuldades nesses aspectos quando desalinhado. Já o chakra raiz, na base da coluna, está relacionado à estabilidade e segurança, sendo um ponto de atenção para medos e incertezas.

Após identificar os desequilíbrios, é importante aprofundar a compreensão desses sinais energéticos. Deve-se refletir sobre quais padrões de pensamento ou emoções negativas podem estar contribuindo para esses bloqueios. Perguntar-se, ou perguntar ao receptor: *O que esse desequilíbrio está tentando me ensinar?* pode trazer insights valiosos para o processo de cura. Todas as percepções e intuições obtidas devem ser registradas, pois servirão como base para os próximos passos na jornada de harmonização energética.

Validar as informações obtidas é um passo essencial. Com os pontos de desequilíbrio identificados, deve-se voltar a atenção para essas áreas e questionar: *O que preciso aprender com esse bloqueio?* Se estiver auxiliando outra pessoa, é importante incentivá-la a compartilhar suas sensações e percepções sobre os padrões identificados. Em casos de dúvidas, pode-se recorrer novamente à assistência Arcturiana para confirmação, perguntando mentalmente: *Que sinais adicionais podem me ajudar a compreender melhor essa energia?* ou *O que posso fazer para auxiliar nesse processo de cura?* Esse contato contínuo fortalece a clareza e a assertividade no diagnóstico.

Para encerrar essa etapa e preparar-se para o processo de cura, a visualização de uma luz dourada preenchendo os pontos de desequilíbrio é uma técnica poderosa. Essa luz traz alívio imediato e inicia o processo de restauração energética. Em seguida, expressa-se gratidão aos Arcturianos pela assistência recebida, fortalecendo a conexão espiritual. Se o processo foi conduzido para outra pessoa, a finalização pode ser feita com palavras de incentivo, como: *Agora que identificamos os pontos de desequilíbrio, estamos prontos para iniciar a restauração e harmonização da sua energia.* Por fim, beber um copo de água auxilia na integração das informações e permite que a energia flua de forma mais leve pelo corpo.

O diagnóstico é uma etapa essencial, pois proporciona um entendimento profundo dos padrões energéticos que precisam ser trabalhados. Com essa clareza, a jornada da cura multidimensional se torna mais eficaz e transformadora, permitindo que a restauração da energia ocorra de maneira fluida e alinhada ao propósito de equilíbrio e bem-estar.

O diagnóstico é um passo essencial que permite a compreensão profunda dos padrões energéticos que precisam ser trabalhados. Com essa clareza, a jornada da cura multidimensional se torna mais eficaz e transformadora.

5: Limpeza

Após o diagnóstico dos bloqueios energéticos, o próximo passo essencial na cura multidimensional Arcturiana é a limpeza energética. Essa etapa remove padrões negativos, dissolvendo densidades acumuladas nos chakras, meridianos e campo áurico. A limpeza facilita a restauração do fluxo natural da energia vital, promovendo equilíbrio e bem-estar em todos os níveis do ser.

Antes de iniciar o processo de limpeza energética, é fundamental preparar o ambiente e alinhar a intenção. Escolha um local tranquilo, onde não haja interferências externas, permitindo que o processo ocorra sem distrações. Sente-se ou deite-se confortavelmente, garantindo que sua coluna permaneça ereta para facilitar a circulação da energia. Feche os olhos e inspire profundamente três vezes, absorvendo luz e exalando qualquer tensão acumulada. Ao fazer isso, mentalize com convicção: *Estou pronto(a) para liberar e purificar todas as energias densas e bloqueios que não me servem mais.* Se estiver auxiliando outra pessoa, instrua-a a seguir os mesmos passos, reforçando sua intenção de cura.

Na sequência, conecte-se com os Arcturianos e ative a luz de purificação. Esses seres de elevada vibração trabalham com uma luz azul-violeta capaz de dissolver padrões negativos e restaurar a harmonia energética. Imagine essa luz descendo do alto, formando uma coluna de purificação ao seu redor e envolvendo todo o seu corpo. Sinta a presença dos Arcturianos, que projetam essa energia sobre você, promovendo a limpeza e o reequilíbrio. Permita que essa luz percorra cada camada do seu campo áurico, eliminando toxinas emocionais, dispersando vibrações desalinhadas e restaurando seu equilíbrio energético. Se estiver conduzindo outra pessoa, descreva o processo de forma clara e tranquila, incentivando-a a visualizar e sentir essa purificação acontecendo.

Com a energia em fluxo, é o momento de realizar a técnica de varredura energética. Esse método ajuda a remover acúmulos de energia densa tanto no corpo físico quanto no sutil. Com as mãos, faça movimentos suaves ao redor do seu corpo, como se estivesse varrendo para longe qualquer resíduo energético estagnado. Imagine que está retirando uma névoa escura ou fios energéticos desgastados, dissolvendo-os na luz violeta. Preste atenção às áreas em que sentir maior resistência ou uma sensação de peso, pois esses pontos costumam ser focos de bloqueios. Caso esteja auxiliando alguém, passe as mãos a cerca de 10 cm do corpo da pessoa, removendo as energias densas e direcionando-as para serem transmutadas.

O próximo passo envolve a purificação dos chakras e dos canais energéticos, pois esses centros podem acumular resíduos que dificultam o fluxo da energia vital. Comece pelo chakra coronário, no topo da cabeça, visualizando uma luz violeta dissolvendo bloqueios na conexão espiritual. Em seguida, mova sua atenção para o chakra frontal, situado entre as sobrancelhas, e imagine um feixe de luz azul clareando confusões mentais e ampliando a intuição. No chakra laríngeo, na região da garganta, visualize uma luz azul-clara fluindo, liberando dificuldades de expressão e removendo palavras não ditas. Para o chakra cardíaco, no centro do peito, mentalize uma luz verde intensa, removendo mágoas e curando feridas emocionais. No chakra do plexo solar, na altura do abdômen, projete luz dourada para dissipar inseguranças e tensões acumuladas. Em seguida, no chakra sacral, localizado abaixo do umbigo, sinta uma luz laranja vibrante restaurando sua vitalidade emocional e criativa. Por fim, no chakra raiz, na base da coluna, imagine uma luz vermelha intensa purificando medos e fortalecendo sua estabilidade energética. Se estiver guiando outra pessoa, conduza verbalmente essa visualização, ajudando-a a sentir cada centro energético sendo limpo e restaurado.

Para uma purificação ainda mais profunda, utilize a Chama Violeta, uma ferramenta poderosa de transmutação energética. Visualize esse fogo violeta envolvendo todo o seu corpo, queimando suavemente qualquer energia desarmonizada. Sinta essa chama consumindo padrões negativos, dissolvendo emoções pesadas e neutralizando influências externas prejudiciais. Caso deseje potencializar esse processo, repita mentalmente: *Transmuto toda energia desalinhada em luz, harmonia e equilíbrio.* Se estiver auxiliando outra pessoa, oriente-a a visualizar essa

Chama Violeta fluindo por todo o seu ser, dissolvendo quaisquer bloqueios remanescentes.

Após a limpeza, é essencial selar e proteger seu campo energético, garantindo que as energias restauradas permaneçam equilibradas. Imagine uma esfera de luz dourada se formando ao seu redor, criando um escudo vibracional que impede a reabsorção de padrões antigos. Expresse gratidão aos Arcturianos e ao seu Eu Superior pelo processo de purificação, reconhecendo a importância desse momento de cura. Se estiver guiando outra pessoa, peça para que ela respire profundamente e sinta essa proteção ao seu redor, integrando a experiência de maneira consciente.

Para finalizar o processo, permita-se um momento de integração. Beba um copo de água para estabilizar as energias recém-harmonizadas e descanse por alguns minutos, permitindo que seu corpo e sua mente assimilem essa renovação vibracional. Caso esteja auxiliando outra pessoa, oriente-a a permanecer em silêncio e introspecção por alguns instantes antes de retomar suas atividades cotidianas.

Essa prática de limpeza energética pode ser realizada regularmente, promovendo a manutenção da fluidez da energia vital e prevenindo o acúmulo de novos bloqueios. Quanto mais frequente for a purificação, mais leve e equilibrado seu campo energético permanecerá, proporcionando maior bem-estar e sintonia com frequências mais elevadas.

A limpeza energética pode ser praticada regularmente, ajudando a manter a fluidez da energia vital e prevenindo novos bloqueios. Quanto mais frequente for a purificação, mais leve e equilibrado o campo energético permanecerá.

6: Harmonização

Após a limpeza energética, o próximo passo essencial é a harmonização do sistema energético, garantindo que os chakras e os fluxos de energia vital sejam equilibrados. Esse processo estabiliza o campo vibracional, alinha os corpos sutis e fortalece o indivíduo para manter um estado contínuo de bem-estar. Os Arcturianos utilizam diferentes frequências de luz, som e cristais para restaurar essa harmonia.

Para dar início à harmonização energética, é fundamental preparar o ambiente e alinhar sua intenção com frequências superiores. Escolha um local tranquilo e confortável, onde possa relaxar sem interrupções. Pode ser um espaço reservado em sua casa, um canto especial com almofadas e velas ou até mesmo um jardim silencioso. Sente-se ou deite-se de forma confortável, mantendo a coluna reta para que a energia possa fluir livremente. Feche os olhos e respire profundamente três vezes, sentindo o ar preencher seus pulmões e, ao expirar, liberando qualquer tensão ou resíduo energético que ainda esteja presente.

Com cada respiração, imagine-se sendo envolvido por uma suave luz dourada, que traz paz e serenidade ao seu campo energético. Enquanto isso, mentalize com convicção a seguinte afirmação: *"Eu abro meu campo energético para receber a harmonização perfeita e restaurar o equilíbrio do meu ser."* Se estiver auxiliando outra pessoa, instrua-a a seguir esses mesmos passos e peça que visualize seu corpo sendo preparado para receber a energia harmonizadora, como se um véu de luz protetora e restauradora estivesse envolvendo-a completamente.

A conexão com a energia Arcturiana é um dos pilares fundamentais desse processo, pois ela ressoa em uma vibração elevada de amor e equilíbrio. Para estabelecer essa conexão, visualize uma esfera de luz azul-violeta descendo suavemente do alto, pairando sobre sua cabeça e, aos poucos, envolvendo todo o seu ser. Sinta essa energia vibrante fluindo por cada célula do seu corpo, dissolvendo qualquer resquício de bloqueios ou desalinhamentos. A cada nova onda dessa luz, perceba seu campo áurico se expandindo, tornando-se mais leve, brilhante e radiante.

Enquanto essa energia se estabiliza ao seu redor, você pode repetir mentalmente a afirmação: *"Estou em perfeita harmonia com meu corpo, mente e espírito."* Caso esteja auxiliando outra pessoa, conduza-a verbalmente por esse processo, descrevendo com detalhes a descida da esfera de luz e incentivando-a a sentir a presença sutil e amorosa da energia Arcturiana.

Agora, com a energia harmonizadora fluindo de forma mais equilibrada, é hora de direcioná-la para o alinhamento dos chakras, os centros responsáveis por canalizar e distribuir a energia vital em seu corpo. Comece pelo chakra coronário, localizado no topo da cabeça, e visualize um feixe de luz violeta ativando e expandindo sua conexão espiritual. Sinta essa energia pulsante fluindo livremente, trazendo clareza e um profundo alinhamento com sua essência superior.

Em seguida, direcione sua atenção para o chakra frontal, ou terceiro olho, entre as sobrancelhas. Projete uma luz azul-clara nesse ponto, permitindo que ela traga clareza mental, intuição aguçada e percepção elevada. Permita-se confiar no fluxo da sabedoria que essa luz desperta em você.

Descendo um pouco mais, visualize o chakra laríngeo, localizado na garganta, sendo envolvido por uma luz azul suave e serena. Essa energia desbloqueia sua expressão e comunicação, permitindo que você se expresse com autenticidade e equilíbrio.

No centro do peito, o chakra cardíaco se expande em um brilho verde-dourado, irradiando amor, compaixão e harmonia emocional. Sinta essa energia restaurando qualquer ferida emocional e fortalecendo sua capacidade de dar e receber amor incondicionalmente.

Movendo-se para a região do estômago, visualize uma intensa luz dourada ativando o chakra do plexo solar. Essa energia revigora sua confiança, dissolve inseguranças e fortalece sua conexão com seu poder pessoal.

Mais abaixo, no baixo ventre, o chakra sacral é envolvido por uma luz laranja vibrante, ativando sua criatividade, prazer e equilíbrio emocional. Sinta essa energia despertando sua alegria de viver e trazendo fluidez às suas emoções.

Por fim, o chakra raiz, na base da coluna, se ilumina com uma intensa luz vermelha, proporcionando ancoragem, segurança e estabilidade energética. Essa luz fortalece sua conexão com a Terra e cria uma base sólida para sua energia vital.

Se estiver auxiliando outra pessoa, guie-a a visualizar cada chakra sendo preenchido com sua respectiva luz, incentivando-a a sentir a ativação e o alinhamento energético ocorrendo de forma natural.

Para aprofundar a estabilização da energia, é possível recorrer ao uso de frequências vibracionais elevadas, como som, luz e cristais. Entoar o som sagrado "OM" ou utilizar frequências binaurais auxilia no ressoar dessas energias em cada célula do corpo, promovendo uma harmonização ainda mais profunda.

Além disso, visualize raios de luz dourada e azul fluindo ao seu redor, ajustando sua frequência vibracional para um estado de perfeita harmonia. Se desejar, utilize cristais específicos, como quartzo transparente, ametista ou selenita, posicionando-os sobre os chakras para amplificar e manter o equilíbrio energético.

Caso esteja harmonizando outra pessoa, faça suaves movimentos circulares com as mãos sobre cada chakra, direcionando a energia sutil para promover equilíbrio. Esses movimentos atuam como condutores de energia, reforçando o fluxo e a estabilidade vibracional.

Com os chakras alinhados e a energia estabilizada, é hora de expandir o campo áurico e integrar essa nova frequência ao corpo físico e sutil.

Visualize sua aura se expandindo suavemente, transformando-se em uma esfera brilhante e pulsante ao seu redor.

Sinta essa energia se estabilizando, tornando-se firme e constante, como um manto de luz protetora. Para consolidar esse estado vibracional, mentalize: *"Meu campo energético está completamente alinhado e equilibrado."* Caso esteja auxiliando outra pessoa, peça que ela imagine sua energia expandindo de forma envolvente e restauradora.

O próximo passo é o selamento dessa energia restaurada, garantindo que a harmonia estabelecida permaneça intacta. Para isso, visualize uma esfera de luz dourada envolvendo todo o corpo, funcionando como um escudo protetor contra qualquer influência negativa ou desalinhamento energético.

Expresse sua gratidão à energia Arcturiana e ao seu Eu Superior por permitir essa harmonização profunda. Caso esteja guiando outra pessoa, incentive-a a sentir essa proteção energética e a mantê-la ativa ao longo do dia, reforçando essa sensação de equilíbrio.

Por fim, para assegurar que essa harmonização permaneça estável e beneficie sua vida cotidiana, tome um copo de água para ajudar a integrar as novas frequências ao corpo físico. Permaneça em estado de gratidão e silêncio por alguns minutos, absorvendo plenamente a experiência.

Se estiver auxiliando outra pessoa, oriente-a a manter essa sensação de equilíbrio e bem-estar ao longo do dia, prestando atenção em sua energia e evitando influências que possam desestabilizá-la.

Praticar essa harmonização regularmente permitirá que você mantenha sua vibração elevada e alinhada com sua essência espiritual, criando um estado contínuo de bem-estar e conexão com as energias sutis do universo.

A harmonização energética pode ser feita regularmente para garantir um estado de bem-estar contínuo. Quanto mais frequente for a prática, mais o indivíduo conseguirá manter sua vibração elevada e alinhada com sua essência espiritual.

7: Integração

Após a harmonização do sistema energético, a integração é essencial para consolidar os efeitos da cura multidimensional em todos os níveis do ser. Esse processo permite que as frequências elevadas absorvidas durante a cura sejam incorporadas ao corpo físico, emocional, mental e espiritual, resultando em mudanças duradouras. A integração evita que o indivíduo retorne aos padrões energéticos antigos e fortalece a conexão com estados superiores de consciência.

Para que a energia harmonizada se integre completamente, é essencial um processo cuidadoso de aterramento, permitindo que a nova frequência vibracional se estabilize no corpo e na consciência. Escolha um local tranquilo, de preferência em contato com a natureza ou onde possa tocar o chão com os pés descalços. Sente-se ou deite-se confortavelmente e respire profundamente três vezes, permitindo que cada expiração libere tensões e cada inspiração traga a sensação de acolhimento e presença.

Visualize raízes luminosas saindo da sola dos seus pés, crescendo suavemente em direção ao centro da Terra. Sinta essa conexão profunda, como se estivesse se enraizando firmemente, permitindo que seu corpo físico receba e assimile as novas energias com segurança e equilíbrio. Perceba a estabilidade que esse contato lhe proporciona, como se estivesse firmemente ancorado em sua própria força interior. Se estiver auxiliando outra pessoa, oriente-a a visualizar essa ancoragem e a sentir a solidez dessa conexão, permitindo que ela se fortaleça no nível físico e energético.

À medida que essa base se estabelece, torna-se importante expandir a consciência e reconhecer as mudanças que estão ocorrendo. Feche os olhos e permita-se sentir as vibrações sutis que percorrem seu corpo, percebendo cada nuance dessa nova frequência. Pergunte-se: "O que mudou em minha energia? Que sensações posso identificar?" Observe com atenção qualquer alteração em sua percepção emocional, mental ou física. Se estiver orientando outra pessoa, incentive-a a compartilhar suas impressões e reflexões sobre o processo, ajudando-a a tomar consciência das transformações sutis que podem estar acontecendo.

Com a consciência desperta para essas mudanças, é hora de distribuir harmonicamente a nova frequência pelos diferentes corpos sutis, promovendo um ajuste vibracional equilibrado. Visualize uma luz dourada envolvendo seu corpo físico, preenchendo cada célula com uma energia revitalizante. Sinta essa luz regenerando sua estrutura biológica, trazendo uma sensação de renovação e equilíbrio. Permita que essa energia se expanda para o seu corpo emocional, dissolvendo antigos padrões e fortalecendo sentimentos elevados, como amor, paz e gratidão.

Deixe essa luz fluir para sua mente, promovendo clareza de pensamento e alinhamento com sua verdadeira essência. Perceba como seus pensamentos se tornam mais leves, mais coerentes com seu propósito e seu bem-estar. Finalmente, sinta essa energia alcançar seu corpo espiritual, conectando-o de maneira mais profunda ao seu Eu Superior e aos planos elevados. Se estiver conduzindo outra pessoa nesse processo, guie-a verbalmente para visualizar e sentir esse fluxo energético, ajudando-a a harmonizar cada parte do seu ser.

Com essa nova frequência integrada, é fundamental programar a mente e o campo energético para sustentar esse estado de equilíbrio. Afirme internamente ou em voz alta palavras que fortaleçam essa conexão, como: "Estou completamente alinhado(a) com minha energia mais elevada", "Integro plenamente essa cura e permito que ela transforme minha vida", ou "Sou um ser de luz, equilíbrio e expansão". Se estiver auxiliando outra pessoa, peça para que ela escolha uma afirmação que ressoe com seu processo e a repita algumas vezes, permitindo que essa intenção se enraíze profundamente em sua consciência.

Para consolidar essa transformação, a ancoragem da cura no corpo físico é essencial. Beba um copo de água, permitindo que seu corpo absorva essa nova vibração de maneira fluida e natural. Movimente-se levemente, alongando os músculos e percebendo como sua energia se ajusta ao movimento. Escolha atividades que lhe proporcionem prazer e bem-estar, como caminhar ao ar livre, praticar respiração consciente ou simplesmente descansar. Se estiver guiando outra pessoa, oriente-a a evitar estímulos intensos imediatamente após a sessão e a respeitar seu próprio ritmo, descansando sempre que necessário para consolidar as mudanças.

Por fim, para garantir que essa nova energia permaneça protegida e estabilizada, visualize uma esfera de luz dourada ao seu redor, selando e fortalecendo sua vibração recém-integrada. Imagine que essa esfera forma um escudo protetor, permitindo apenas influências elevadas e benéficas em seu campo energético. Sinta essa proteção trazendo paz e segurança, garantindo que sua energia permaneça em harmonia. Expresse gratidão aos Arcturianos, ao seu Eu Superior e a todas as forças que facilitaram esse processo de transformação. Se estiver auxiliando outra pessoa, incentive-a a visualizar essa esfera protetora e a sentir a estabilidade que ela proporciona.

A integração energética não termina com a sessão de cura; pelo contrário, ela deve ser continuamente cultivada no dia a dia. Mantenha-se consciente dos padrões de pensamento e comportamento que deseja fortalecer, escolhendo hábitos que sustentem sua vibração elevada. Práticas como a meditação, a alimentação equilibrada e momentos de introspecção podem ser grandes aliados nesse processo. Sempre que sentir sua energia oscilando, reconecte-se à luz dourada e reafirme seu compromisso com o equilíbrio e a expansão. Se estiver auxiliando outra pessoa, oriente-a a incorporar pequenas práticas diárias que a ajudem a manter essa conexão viva e presente.

Esse processo de integração é o que transforma a experiência de cura em uma realidade concreta. Quanto mais consciente e presente for essa assimilação, mais profundas serão as mudanças na vida cotidiana, trazendo harmonia, bem-estar e uma conexão renovada com sua essência mais elevada.

A integração energética é o momento em que a transformação se torna parte da realidade do indivíduo. Quanto mais consciente e presente for essa assimilação, mais profundas serão as mudanças na vida cotidiana.

8: Transformação

A transformação é um dos estágios mais profundos da cura multidimensional Arcturiana. Diferente da limpeza e da harmonização, que restabelecem o equilíbrio, a transformação permite que o indivíduo liberte padrões limitantes, cure traumas do passado e desperte para sua verdadeira natureza espiritual. Esse processo não apenas altera a energia do ser, mas redefine a maneira como ele interage com o mundo e manifesta sua realidade.

A transformação começa com uma decisão consciente de deixar para trás velhos padrões e abrir-se para uma nova vibração. Esse compromisso inicial é essencial, pois é a partir dele que todo o processo se desenrola. Para iniciar essa jornada, escolha um local tranquilo onde possa se concentrar sem interrupções. Sente-se ou deite-se confortavelmente, respirando profundamente algumas vezes para relaxar e acalmar sua mente. Feche os olhos e mentalize com clareza a intenção de transformação, afirmando internamente:

"Estou pronto(a) para transformar minha energia e liberar tudo o que não ressoa mais com minha evolução."

Se estiver auxiliando outra pessoa, incentive-a a formular sua própria intenção de transformação de maneira clara e sincera, pois esse é o primeiro passo para acessar a energia da mudança.

À medida que sua intenção se solidifica, é hora de se conectar com as frequências Arcturianas de expansão. Os Arcturianos irradiam energias sutis e poderosas que auxiliam na aceleração desse processo, promovendo a renovação energética e a elevação da consciência. Para acessar essa frequência, visualize uma coluna de luz azul-violeta descendo suavemente do alto e envolvendo todo o seu corpo. Sinta essa luz penetrando cada célula, dissolvendo resistências e ativando uma nova programação energética alinhada com sua essência mais elevada.

Nesse momento, permita-se sentir a presença amorosa dos Arcturianos ao seu redor, oferecendo suporte e orientação. Se sentir vontade, verbalize internamente:

"Recebo com gratidão as frequências de transformação e permito que minha energia se ajuste ao meu potencial mais elevado."

Caso esteja guiando outra pessoa, conduza-a a visualizar essa luz azul-violeta atuando dentro e ao redor de seu campo energético, permitindo que se envolva completamente nessa vibração transformadora.

A transformação profunda exige que tomemos consciência dos padrões que precisam ser modificados. Esse momento de autorreflexão é crucial para que o processo seja eficaz. Pergunte-se:

Quais comportamentos, pensamentos ou emoções ainda me limitam?

Que padrões negativos venho repetindo em minha vida?

O que ainda me prende ao passado e me impede de evoluir plenamente?

Se estiver auxiliando alguém, incentive a pessoa a compartilhar suas percepções e a identificar os padrões que deseja transformar. Às vezes, pode ser difícil reconhecer esses bloqueios, e nesse caso, peça mentalmente aos Arcturianos para trazer clareza e insights sobre o que precisa ser trabalhado. Confie que as respostas virão, seja através de intuições, sensações ou lembranças que surgirem espontaneamente.

Com os padrões identificados, chega o momento essencial de dissolvê-los e liberá-los. Para isso, visualize uma chama violeta intensa e purificadora queimando todas as crenças limitantes, emoções densas e bloqueios energéticos que deseja transmutar. Imagine essas formas-pensamento se desintegrando aos poucos, transformando-se em pura luz e retornando ao universo em sua forma mais elevada.

Se sentir necessidade, fortaleça essa liberação verbalizando mentalmente ou em voz alta:

"Eu libero tudo o que não ressoa mais com meu crescimento. Eu me abro para novas possibilidades e expansão."

Caso esteja guiando outra pessoa, ajude-a a visualizar a energia sendo transmutada e incentive-a a repetir afirmações que fortaleçam sua libertação. Esse processo é poderoso e pode trazer uma sensação imediata de leveza e clareza mental.

Agora que os antigos padrões foram dissolvidos, é necessário reprogramar a energia com novas vibrações alinhadas à sua evolução. Visualize uma luz dourada descendo sobre você, preenchendo cada espaço que antes estava ocupado pelos bloqueios. Essa luz carrega consigo frequências elevadas que reconfiguram sua energia e fortalecem novos padrões de pensamento e comportamento.

Enquanto essa luz dourada permeia todo o seu ser, mentalize afirmações que reforcem essa nova programação, como:

"Eu sou livre para criar minha realidade com amor e sabedoria."

"Minha energia está alinhada com minha evolução e bem-estar."

"Eu me permito manifestar todo o meu potencial espiritual."

Se estiver auxiliando outra pessoa, oriente-a a repetir interna ou externamente afirmações positivas que ressoem com sua nova vibração. Essas palavras, quando sentidas e integradas, ajudam a consolidar a transformação de maneira eficaz.

Para garantir que essa transformação seja verdadeiramente ancorada na realidade física, respire profundamente e visualize sua energia renovada se espalhando por todas as células do seu corpo. Movimente suavemente as mãos, os pés e o pescoço, permitindo que essa nova vibração se integre completamente ao seu corpo físico. Esse pequeno ato de movimento consciente reforça a conexão entre os planos energético e material, trazendo a transformação para a sua vivência cotidiana.

Expresse gratidão pelo processo realizado, reconhecendo a importância dessa mudança em sua jornada. Se estiver auxiliando outra pessoa, peça para que ela também reconheça essa transformação e manifeste sua gratidão. Esse simples gesto fortalece a vibração elevada e consolida a nova frequência energética no dia a dia.

Por fim, é essencial sustentar e aplicar essa transformação continuamente para que seus benefícios sejam duradouros. Adote práticas diárias que reforcem essa nova vibração, como meditação, afirmações positivas e momentos de conexão consciente com os Arcturianos.

Evite retornar a antigos padrões de pensamento ou comportamento. Caso perceba que está recaindo em velhas energias, retome o processo de dissolução e reprogramação para realinhar sua vibração. Se estiver auxiliando alguém, incentive essa pessoa a manter práticas diárias que sustentem sua transformação e a lembrar-se do compromisso que assumiu consigo mesma.

A transformação energética não é apenas um evento isolado, mas sim um processo contínuo de autodescoberta e evolução. Quanto mais nos abrimos para essa mudança, mais nos alinhamos com nossa essência espiritual e com o fluxo natural do universo. Essa jornada nos permite transcender limitações, resgatar nossa verdadeira identidade e cocriar uma realidade mais elevada.

Que a luz e o amor incondicional dos Arcturianos guiem cada passo desse caminho, fortalecendo sua essência e despertando seu potencial ilimitado. A cura multidimensional não é apenas um conceito abstrato, mas uma experiência real e acessível a todos que se dispõem a trilhar esse caminho de ascensão e transformação profunda.

A transformação energética é um portal para um novo estado de ser. Quanto mais o indivíduo se abrir para essa mudança, mais ele se alinhará com sua essência espiritual e sua jornada evolutiva.

A cura multidimensional é um caminho de ascensão que conduz à conexão com o Eu Superior e à realização da verdadeira natureza divina. Ao curar as feridas do passado, libertar-se de padrões limitantes e elevar sua vibração, o indivíduo se aproxima da luz e se abre para a experiência da unidade com o cosmos.

Os Arcturianos são guias amorosos nesse caminho de ascensão, oferecendo sua sabedoria, sua tecnologia e sua energia curativa para auxiliar a humanidade a despertar para sua verdadeira natureza e cocriar um novo mundo de paz, amor e harmonia.

Ao trilhar o caminho da cura multidimensional, cada passo dado representa uma oportunidade de autoconhecimento e evolução. Esse processo não se resume à eliminação de dores ou sintomas, mas à compreensão profunda de que cada desafio enfrentado carrega um ensinamento valioso. Os Arcturianos nos convidam a enxergar as adversidades como portas para a transformação, incentivando a liberação de padrões limitantes e a reconexão com nossa essência divina.

Assim, a cura torna-se uma jornada contínua de crescimento, onde mente, corpo e espírito se alinham em perfeita harmonia.

Essa integração profunda reflete-se não apenas no bem-estar pessoal, mas também em nossas relações e na forma como interagimos com o mundo. Quando curamos nossas feridas internas e elevamos nossa vibração, passamos a influenciar positivamente tudo ao nosso redor, criando ondas de cura e transformação coletiva. Esse é o verdadeiro propósito da cura multidimensional: ser um catalisador de mudança, não apenas para si mesmo, mas para toda a humanidade. A sabedoria Arcturiana nos lembra que somos peças fundamentais no equilíbrio do cosmos e que, ao nos curarmos, contribuímos para a elevação vibracional do planeta.

Cada transformação, por mais sutil que pareça, deixa marcas profundas no caminho da evolução espiritual. A jornada rumo à expansão da consciência exige entrega e confiança, pois à medida que velhos padrões se dissolvem, novas possibilidades se revelam. Esse processo não significa a ausência de desafios, mas sim a capacidade renovada de enfrentá-los com discernimento e leveza, compreendendo que cada experiência vivida contribui para o fortalecimento da alma.

Ao integrar essa nova vibração no cotidiano, o ser passa a irradiar sua luz de maneira mais autêntica, inspirando e elevando aqueles ao seu redor. A transformação não é um evento isolado, mas um fluxo contínuo de aprendizado e realinhamento, em que cada escolha consciente fortalece o propósito da ascensão. Os Arcturianos ensinam que, ao cultivarmos a paz interior e a conexão com o divino, tornamo-nos agentes de mudança para um mundo mais harmônico, onde a unidade prevalece sobre a separação.

    Assim, a jornada da cura multidimensional se revela como um convite ao despertar, à lembrança de quem realmente somos além das limitações do tempo e do espaço. Quanto mais nos entregamos a esse chamado, mais nos aproximamos da essência pura do amor universal. Que cada passo nessa senda seja guiado pela luz, pela sabedoria e pela profunda certeza de que a transformação é o primeiro vislumbre de um novo estado de ser, onde o infinito potencial da alma pode, enfim, se manifestar plenamente.

9: Cura Energética

Os Arcturianos dominam diversas técnicas de cura energética, como a Cura Prânica, o Reiki e a Cura Quântica, que atuam diretamente no equilíbrio dos chakras e na restauração do fluxo da energia vital. Através dessas técnicas, é possível remover bloqueios energéticos, revitalizar o campo áurico e promover a regeneração integral do ser. Para aplicar essa cura em si mesmo ou em outros, siga o passo a passo abaixo:

Antes de iniciar o processo de cura energética, é fundamental criar um ambiente adequado e estabelecer uma conexão profunda com as frequências Arcturianas. Para isso, escolha um local silencioso e livre de distrações, onde possa permanecer em estado de concentração plena. Sente-se ou deite-se confortavelmente, garantindo que seu corpo esteja relaxado. Então, inicie uma respiração consciente: inspire profundamente três vezes, puxando para dentro de si uma luz dourada que preenche todo o seu ser, e expire lenta e profundamente, liberando qualquer tensão acumulada. Sinta-se cada vez mais leve e centrado.

Agora, visualize um feixe de luz azul-celeste descendo suavemente do cosmos. Ele se aproxima como um manto etéreo que envolve todo o seu corpo, criando um escudo protetor ao seu redor. Essa luz não apenas o protege, mas também eleva sua frequência vibratória, permitindo um alinhamento mais profundo com as energias curativas que está prestes a canalizar. Sinta essa conexão se intensificando, como se sua consciência se expandisse para além do espaço físico, conectando-se à essência pura da energia Arcturiana.

Com essa conexão estabelecida, você pode ativar as mãos para servirem como canais de energia vital. Esfregue-as vigorosamente uma contra a outra, gerando calor e ativando os centros energéticos localizados nas palmas. Essa ativação potencializa sua capacidade de sentir e direcionar a energia. Agora, posicione as mãos cerca de 5 a 10 cm acima do corpo – seja o seu próprio corpo ou o de outra pessoa caso esteja aplicando a cura em alguém. Feche os olhos e perceba a vibração da energia fluindo através de suas mãos.

Mentalize a energia Arcturiana manifestando-se em suas mãos como uma luz azul-dourada, brilhante e intensa. Ela desce do cosmos, atravessa o topo de sua cabeça e percorre todo o seu ser, fluindo livremente até as palmas das suas mãos. Esse fluxo energético penetra profundamente nos corpos sutis, irradiando equilíbrio e restauração.

Agora que a energia está ativa, é o momento de harmonizar os chakras, que são centros energéticos essenciais para o equilíbrio físico, emocional e espiritual. Comece pelo chakra coronário, localizado no topo da cabeça. Visualize um feixe de luz violeta descendo e ativando esse centro, fortalecendo sua conexão com dimensões superiores. Permita que essa luz expanda sua percepção espiritual e traga clareza ao seu propósito.

Em seguida, direcione sua atenção ao chakra frontal, situado entre as sobrancelhas. Imagine uma intensa luz azul preenchendo esse ponto, estimulando a intuição, o discernimento e a visão interior. Sinta sua mente se abrindo para novos insights e compreensões.

No chakra laríngeo, visualize uma luz azul-clara fluindo suavemente, desbloqueando qualquer resistência à expressão e comunicação. Sinta sua voz se tornando mais autêntica e alinhada com a verdade do seu coração.

Agora, posicione as mãos sobre o chakra cardíaco, no centro do peito, e imagine uma luz verde-rosa pulsando e se expandindo. Esse brilho irradia amor, compaixão e harmonia, dissolvendo mágoas e abrindo caminho para conexões mais puras e verdadeiras.

No chakra do plexo solar, canalize uma luz dourada vibrante. Essa energia dissolve bloqueios emocionais, fortalece sua confiança e ativa seu poder pessoal. Permita que essa luz se expanda, criando uma sensação de segurança e autonomia.

No chakra sacral, visualize uma intensa luz laranja vibrante, fluindo e restaurando sua criatividade, prazer e vitalidade. Sinta a energia desse centro se movimentando livremente, trazendo equilíbrio para seus desejos e emoções.

Por fim, direcione sua atenção ao chakra raiz, na base da coluna. Imagine uma luz vermelha intensa e firme, ancorando sua energia no plano físico e fortalecendo sua sensação de estabilidade e segurança. Sinta-se conectado à Terra, enraizado e protegido.

Após a harmonização dos chakras, é essencial remover qualquer bloqueio energético residual. Com as mãos em posição de varredura, como se estivesse limpando suavemente a aura, faça movimentos lentos e fluidos do topo da cabeça até os pés. Visualize-se retirando toda e qualquer densidade energética acumulada e dissolvendo-a em uma chama violeta transmutadora. Essa chama tem o poder de transformar qualquer energia negativa em luz pura.

Se estiver realizando a cura em outra pessoa, concentre-se na remoção de bloqueios específicos, observando quais áreas parecem mais densas ou resistentes. À medida que movimenta as mãos sobre essas regiões, visualize a energia sendo extraída e direcionada para um campo luminoso de pura regeneração.

Para encerrar o processo, é fundamental selar a energia harmonizada, garantindo sua plena integração no campo vibracional. Imagine um escudo luminoso envolvendo todo o corpo, criando uma barreira protetora contra influências externas. Esse escudo de luz assegura que os benefícios da cura sejam preservados e continuem agindo em seu campo energético ao longo do tempo.

Por fim, expresse gratidão à energia Arcturiana por sua assistência amorosa, assim como ao seu próprio corpo e campo energético por receberem essa cura. Sinta essa gratidão se expandindo e fortalecendo ainda mais seu estado vibracional elevado.

Para completar a integração do processo, beba um copo de água pura e descanse por alguns minutos.

Permita que seu corpo e mente assimilem a energia renovada, sentindo-se leve, equilibrado e revitalizado.

Essa prática pode ser realizada diariamente, seja para autocura ou para ajudar outras pessoas. Sempre mantenha a intenção de canalizar a energia com amor, pureza e entrega, pois é essa conexão sincera que potencializa os efeitos da cura. Ao incorporar essa técnica em sua rotina, você cria um fluxo contínuo de bem-estar e transformação interior, permitindo que seu ser ressoe na mais alta vibração possível.

A prática da cura energética pode ser realizada diariamente, promovendo um fluxo contínuo de bem-estar e equilíbrio. Ao aplicá-la em outros, siga os mesmos passos, mantendo sempre a intenção de canalizar a energia com amor e pureza. Essa técnica abre caminhos para a transformação interior, permitindo que o ser ressoe em sua mais alta vibração.

10: Terapia Regressiva

A Terapia Regressiva é uma técnica utilizada pelos Arcturianos para acessar memórias do passado, identificar a origem de traumas e bloqueios emocionais, e promover a cura profunda. Essa abordagem permite a liberação de padrões limitantes que influenciam a vida atual, promovendo transformação e expansão da consciência. Para aplicar essa técnica em si mesmo ou em outros, siga o passo a passo abaixo:

Antes de iniciar a terapia regressiva, é essencial preparar-se adequadamente para o processo, garantindo um ambiente seguro e uma intenção clara. Escolha um local tranquilo, onde não haja interrupções externas, e certifique-se de que a iluminação e a temperatura sejam confortáveis. Se estiver conduzindo outra pessoa, peça que ela se acomode confortavelmente, seja deitada ou sentada, de preferência com roupas leves e soltas para facilitar o relaxamento.

Em seguida, respire profundamente três vezes, permitindo que o corpo e a mente entrem em um estado de calma e centramento. Sinta a respiração fluindo de maneira natural, preenchendo os pulmões e trazendo serenidade. Enquanto isso, defina a intenção da sessão com clareza. Pergunte a si mesmo: "O que desejo compreender ou transformar?" A intenção pode ser descobrir a origem de um bloqueio emocional, superar um trauma ou compreender padrões repetitivos na vida. Se estiver conduzindo outra pessoa, peça que ela expresse sua intenção em voz alta ou mentalmente. Essa definição ajudará a direcionar a experiência de forma produtiva.

Agora, inicie a indução ao estado expandido de consciência, um passo fundamental para que o subconsciente possa acessar memórias ocultas. Feche os olhos e concentre-se no ritmo da respiração, permitindo que cada expiração leve embora tensões e preocupações. Imagine um fluxo de luz dourada envolvendo seu corpo, aquecendo e relaxando cada músculo, da cabeça aos pés.

Visualize uma escada de luz dourada diante de você. Cada degrau representa um nível mais profundo de relaxamento e conexão com seu interior. Comece a descer, degrau por degrau, sentindo-se mais leve e receptivo a cada passo. Se estiver conduzindo outra pessoa, guie-a verbalmente, sugerindo que cada degrau a leve a um nível mais profundo de consciência e segurança. Encoraje-a a confiar na experiência, permitindo que a mente subconsciente se abra sem esforço.

Ao alcançar um estado de relaxamento profundo, direcione a mente para acessar memórias significativas do passado. Faça perguntas abertas que permitam que as respostas surjam naturalmente: "Qual a primeira lembrança que vem à sua mente relacionada a esse sentimento?" ou "Que imagem aparece quando você pensa nesse bloqueio?" Não tente forçar respostas;

confie na primeira impressão que surgir, seja uma cena, uma sensação ou até mesmo um símbolo abstrato.

Se estiver conduzindo outra pessoa, incentive-a a descrever o que vê, sente ou percebe, sem julgamento ou resistência. Algumas memórias podem surgir de maneira fragmentada, e isso é normal. Caso a lembrança pareça vaga, peça para que a pessoa observe mais detalhes, focando nos sentidos—o que está vendo, ouvindo, sentindo no corpo ou emocionalmente.

Após acessar uma memória relevante, analise-a para compreender sua influência na vida atual. Observe os detalhes da cena: onde você está, quem está presente, quais emoções são despertadas. Pergunte-se: "Como essa experiência afetou minha vida?" ou "Que padrões surgiram a partir disso?" Se estiver conduzindo outra pessoa, guie-a com perguntas semelhantes, ajudando-a a explorar a conexão entre a memória e os desafios que enfrenta no presente.

Reconheça as emoções envolvidas e permita que venham à tona sem resistência. Medo, tristeza, raiva ou culpa podem emergir, mas não precisam ser reprimidos. Acolha-os como parte do processo de cura. Muitas vezes, simplesmente trazer a memória à consciência já inicia um processo natural de liberação e transformação.

Agora que a origem do bloqueio foi identificada, é hora de promover sua cura. Visualize a cena sendo envolvida por uma luz violeta, uma energia de transmutação que dissolve toda a dor e medo, transformando-os em aprendizado e amor. Sinta essa luz preenchendo cada aspecto da memória, trazendo compreensão e libertação.

Se necessário, reescreva mentalmente a memória. Imagine um desfecho positivo, onde a sua versão do passado recebe amor, proteção e compreensão. Se a cena envolve outras pessoas, visualize-as também sendo envolvidas por essa luz de cura, permitindo que qualquer ressentimento ou mágoa sejam dissolvidos. Caso esteja conduzindo outra pessoa, incentive-a a perdoar a si mesma e aos envolvidos, liberando o peso emocional armazenado. O perdão não significa justificar o que aconteceu, mas sim se libertar da dor associada a essa experiência.

Após a liberação emocional, é hora de retornar ao presente, trazendo os benefícios da experiência. Visualize-se subindo novamente a escada dourada, degrau por degrau, sentindo-se mais leve e renovado a cada passo. Se estiver conduzindo outra pessoa, guie-a verbalmente pelo retorno, assegurando que ela se sinta segura e equilibrada.

Ao alcançar o topo da escada, respire profundamente e, ao expirar, abra os olhos devagar. Perceba a sensação de clareza e tranquilidade que se instalou. Expresse gratidão pelo aprendizado e integre essa cura na vida diária, adotando pensamentos e comportamentos mais positivos.

Para garantir que a transformação seja duradoura, é essencial selar o campo energético. Visualize uma esfera de luz dourada envolvendo todo o seu ser, protegendo e fortalecendo sua nova vibração. Sinta essa energia ancorando-se profundamente, estabilizando as mudanças internas que ocorreram.

Beba um copo de água para ajudar a estabilizar a energia e anote as percepções obtidas durante a sessão. Registrar os insights permitirá uma reflexão mais profunda posteriormente, além de auxiliar no acompanhamento do progresso ao longo do tempo.

Evite estímulos intensos imediatamente após a prática, como televisão, redes sociais ou discussões, permitindo que o subconsciente processe a experiência com tranquilidade. Se possível, permaneça em silêncio por alguns minutos, sentindo as novas frequências que foram ativadas.

A terapia regressiva é uma ferramenta poderosa para curar traumas e reescrever padrões negativos, promovendo uma libertação profunda. Ao praticá-la regularmente, cada sessão revelará novos aspectos da jornada de autoconhecimento e expansão, permitindo um processo contínuo de crescimento e transformação.

A terapia regressiva é uma ferramenta poderosa para curar traumas e reescrever padrões negativos, promovendo uma libertação profunda. Pode ser praticada regularmente, permitindo que cada sessão revele novos aspectos da jornada de autoconhecimento e expansão.

11: Constelações Familiares

As Constelações Familiares são uma técnica de cura que auxilia na compreensão dos padrões familiares que influenciam nossa vida, permitindo a liberação de emaranhados energéticos e a cura das relações. Os Arcturianos utilizam essa ferramenta para ajudar o indivíduo a reconhecer dinâmicas ocultas, harmonizar laços energéticos e restaurar o equilíbrio no sistema familiar. Para aplicar essa prática em si mesmo ou em outros, siga o passo a passo abaixo.

Antes de iniciar a prática da Constelação Familiar com os Arcturianos, é fundamental criar um ambiente propício e estabelecer uma intenção clara. Escolha um local tranquilo, onde possa conduzir a sessão sem interrupções. Certifique-se de que o espaço esteja limpo e energeticamente equilibrado; se desejar, pode acender um incenso, utilizar cristais ou tocar uma música suave para favorecer a conexão espiritual. Em seguida, sente-se confortavelmente e feche os olhos. Respire profundamente algumas vezes, permitindo que a mente se acalme e que o corpo relaxe. Esse estado de relaxamento facilitará a abertura do campo energético e da percepção sutil. Agora, concentre-se na questão que deseja trabalhar. Pode ser um conflito familiar específico, um padrão repetitivo que se manifesta em sua vida ou uma dificuldade emocional que sente estar ligada à sua ancestralidade. Formule essa intenção com clareza, pois ela servirá de guia para todo o processo da constelação.

A Constelação Familiar opera através do campo morfogenético, uma rede invisível que armazena as memórias e padrões das gerações passadas. Para se conectar a esse campo, mantenha os olhos fechados e visualize um círculo de luz ao seu redor, simbolizando a sua energia e a de seus antepassados. Essa luz pode ter a cor que mais ressoar com você, como dourado, azul ou violeta. Aos poucos, imagine a presença dos membros de sua família diante de você. Não importa se conhece todos pessoalmente ou se alguns já faleceram há muito tempo; a energia deles está registrada nesse campo, e sua intenção é suficiente para acessá-la. Se estiver conduzindo essa prática para outra pessoa, peça que ela faça o mesmo, visualizando sua família e observando quem se destaca nessa imagem mental. Permita-se sentir a energia desse encontro e perceba quais emoções emergem nesse momento.

Com a conexão estabelecida, volte sua atenção para a identificação dos padrões familiares que influenciam sua vida. Observe quais membros da família surgem com mais intensidade em sua percepção. Pode ser que um ancestral específico se apresente com maior clareza ou que uma sensação forte surja ao pensar em determinada pessoa ou situação. Preste atenção nas emoções que acompanham essas imagens. Há tristeza, culpa, medo ou ressentimento? Ou, talvez, um sentimento de exclusão ou repetição? Faça perguntas internas para aprofundar essa investigação: "Existe um padrão de sofrimento transmitido por gerações?", "Há algo não resolvido que se manifesta na minha vida de maneira inconsciente?", "Estou carregando um peso que não me pertence?" Se estiver auxiliando outra pessoa, incentive-a a expressar livremente as sensações que surgem, sem medo ou julgamento. Esse é um momento de acolhimento e reconhecimento do que precisa ser curado.

A verdadeira cura acontece quando somos capazes de aceitar e honrar o passado sem resistência ou culpa. Para isso, visualize cada ancestral envolvido em uma luz dourada, representando o reconhecimento e a gratidão por sua história. Independentemente do que tenham vivido ou das dificuldades que possam ter enfrentado, eles fazem parte da sua linhagem e contribuíram para que você estivesse aqui hoje. Se houver sentimentos de dor ou ressentimento em relação a alguém, respire profundamente e, internamente, repita as palavras: "Eu vejo você, reconheço sua história e honro o seu caminho. Agora eu escolho seguir meu próprio destino, livre de qualquer peso que não me pertence." Essas palavras ajudam a reorganizar a energia e a trazer entendimento. Se estiver conduzindo outra pessoa, incentive-a a dizer frases semelhantes, permitindo que a cura ocorra de forma natural e espontânea.

Após esse reconhecimento, é essencial liberar os emaranhados energéticos que possam estar causando bloqueios. Imagine que existem fios sutis conectando você aos membros da sua família que influenciam essa questão. Esses fios podem representar lealdades inconscientes, crenças limitantes ou dores transmitidas de geração em geração. Agora, visualize uma luz violeta envolvendo esses fios, dissolvendo qualquer energia densa e transformando-a em aprendizado e amor. Se sentir um peso sobre os ombros ou uma sensação de aprisionamento, respire fundo e afirme mentalmente: "Eu devolvo com amor o que não me pertence e sigo meu caminho em liberdade." Essa prática auxilia na restauração do equilíbrio, permitindo que cada um ocupe seu devido lugar na estrutura familiar. Caso esteja conduzindo outra pessoa, guie-a nessa visualização e encoraje-a a repetir as afirmações de libertação.

Com os laços energéticos reorganizados, é hora de harmonizar e integrar as mudanças que ocorreram. Visualize uma luz dourada descendo do alto e preenchendo todo o seu campo energético, trazendo paz, equilíbrio e proteção. Essa luz se expande, envolvendo também os membros de sua família, permitindo que cada um esteja no seu lugar com respeito e amor. Sinta essa harmonia se instalar dentro de você. Expresse gratidão por esse processo, pelo aprendizado adquirido e pela oportunidade de transformação. Se estiver conduzindo alguém, sugira que ela também agradeça e perceba como se sente após a prática.

Para finalizar a constelação, é importante encerrar o processo de forma consciente e proteger seu campo energético. Respire profundamente três vezes, sentindo-se completamente presente no aqui e agora. Visualize-se envolto por uma esfera de luz branca protetora, garantindo que toda a energia reorganizada permaneça estável e fortalecida. Se conduziu essa experiência para outra pessoa, oriente-a a fazer o mesmo e peça que compartilhe suas percepções, pois isso auxilia na assimilação do aprendizado.

Essa prática pode ser repetida sempre que sentir necessidade de fortalecer os laços energéticos e trazer mais equilíbrio à sua vida. As Constelações Familiares, quando aplicadas com consciência e respeito, promovem uma cura profunda, permitindo que cada indivíduo assuma seu verdadeiro lugar no sistema familiar e viva com mais leveza e plenitude.

As Constelações Familiares promovem uma cura profunda das relações e dos padrões herdados, permitindo que cada indivíduo assuma seu verdadeiro lugar no sistema familiar. Essa prática pode ser repetida sempre que necessário para fortalecer os laços energéticos e trazer mais equilíbrio à vida pessoal e espiritual.

12: Meditação

A meditação é uma ferramenta poderosa para acalmar a mente, equilibrar as emoções e conectar-se com a sabedoria interior. Os Arcturianos utilizam essa prática para ajudar na harmonização energética, no despertar da consciência e na expansão espiritual. Através da meditação, é possível acessar estados elevados de percepção e receber insights profundos sobre a jornada da alma. Para aplicá-la em si mesmo ou guiá-la para outra pessoa, siga o passo a passo abaixo.

Antes de iniciar a meditação, é essencial criar um ambiente adequado que favoreça o relaxamento e a conexão interior. Escolha um local tranquilo, onde não haja interrupções ou ruídos que possam distrair a mente. Se possível, utilize elementos que ajudem a criar uma atmosfera serena, como velas, incensos ou uma música suave de fundo. Certifique-se de que a temperatura do ambiente está confortável, permitindo que seu corpo permaneça relaxado durante toda a prática.

A posição do corpo também desempenha um papel importante na experiência meditativa. Você pode optar por sentar-se com a coluna ereta, em uma postura confortável, garantindo que a respiração flua livremente. Se preferir, pode deitar-se, desde que mantenha um estado de alerta para não adormecer durante a prática.

Ao encontrar uma posição agradável, feche os olhos suavemente e traga sua atenção para a respiração. Inspire profundamente, visualizando a entrada de uma luz suave e revigorante, e expire lentamente, liberando qualquer tensão ou preocupação acumulada no corpo. Repita esse processo algumas vezes, permitindo que cada expiração dissolva as tensões e aprofunde seu estado de relaxamento.

Agora, direcione sua atenção para a intenção da meditação. Estabelecer um propósito claro ajudará a potencializar os efeitos da prática. Pergunte a si mesmo: qual é o objetivo desta meditação? Você deseja alcançar relaxamento, fortalecer sua conexão espiritual, promover cura ou expandir sua consciência? Se houver alguma dúvida específica em sua mente, formule-a de maneira clara, permitindo que a meditação lhe traga insights intuitivos. Para fortalecer essa intenção, visualize um feixe de luz dourada descendo do alto e envolvendo todo o seu corpo. Sinta essa luz preenchendo cada célula, preparando-o energeticamente para a experiência que está por vir.

A respiração é a âncora que estabiliza a mente e acalma as emoções, permitindo que você entre em um estado mais profundo de meditação. Comece inspirando lentamente pelo nariz, expandindo o abdômen à medida que o ar entra. Segure essa respiração por alguns instantes, sentindo a energia se espalhar por seu corpo, e então expire suavemente pela boca, liberando qualquer tensão residual. Continue esse ciclo por alguns minutos, prestando atenção ao fluxo natural do ar. Cada inspiração traz uma renovação energética, e cada expiração libera qualquer bloqueio que possa estar presente. Deixe que sua mente se ajuste naturalmente a esse ritmo, permitindo que os pensamentos se dissolvam aos poucos, sem pressa.

Neste momento, abra-se para a conexão com a energia Arcturiana. Os Arcturianos irradiam frequências elevadas de amor, cura e sabedoria, auxiliando na expansão da consciência. Para sintonizar essa energia, visualize acima de sua cabeça uma esfera de luz azul-violeta brilhante. Essa esfera representa o contato com os planos superiores, um canal de comunicação com os seres de alta vibração. Imagine essa luz descendo lentamente, tocando o topo da sua cabeça e expandindo-se suavemente por todo o seu corpo. Sinta essa energia preenchendo cada parte do seu ser, promovendo equilíbrio, harmonia e bem-estar. Se estiver conduzindo outra pessoa nesse processo, guie-a para visualizar essa luz fluindo e envolvendo seu corpo, trazendo uma sensação profunda de acolhimento e serenidade.

À medida que a mente se acalma e se expande, percepções mais sutis começam a emergir. Permita-se entrar nesse estado de receptividade, onde os insights surgem naturalmente. Se pensamentos ou imagens vierem à mente, observe-os sem julgamento, como se fossem nuvens passando no céu. Caso tenha formulado uma pergunta no início da prática, mantenha-se aberto para receber respostas intuitivas. Elas podem vir como sensações, imagens simbólicas ou simples certezas interiores. Não force nada, apenas confie no fluxo natural da experiência. Esse é um momento de entrega, onde a consciência se alinha a frequências mais elevadas, permitindo uma compreensão mais profunda da jornada da alma.

Quando sentir que a meditação está chegando ao fim, é importante ancorar a energia recebida e integrá-la ao seu estado consciente. Traga suavemente a atenção de volta ao corpo, sentindo a presença física e o contato com o ambiente ao seu redor. Respire profundamente algumas vezes, movimentando levemente os dedos das mãos e dos pés. Para selar essa energia, visualize uma luz dourada envolvendo todo o seu corpo, como um manto protetor que mantém as vibrações elevadas. Se desejar, tome um momento para registrar suas percepções e insights em um caderno, garantindo que possa revisitá-los posteriormente e refletir sobre sua experiência.

Por fim, lembre-se de que a meditação não se restringe apenas a momentos específicos de prática, mas pode ser integrada ao seu cotidiano. Reservar alguns minutos do dia para essa conexão fortalecerá os benefícios da meditação ao longo do tempo. Mesmo em meio às atividades diárias, você pode utilizar técnicas de respiração consciente para manter o equilíbrio emocional e a clareza mental. Com o tempo, perceberá mudanças sutis, como uma maior serenidade, intuição aguçada e uma conexão mais profunda com a energia universal. Ao tornar a meditação um hábito constante, você abrirá caminhos para uma jornada interior rica em autoconhecimento, cura e expansão espiritual.

A meditação é um portal para a autoconsciência e a conexão com dimensões superiores. Praticá-la regularmente fortalece a harmonia interna, promove clareza mental e aprofunda o vínculo com a energia universal.

13: Visualização Criativa

A visualização criativa é uma técnica poderosa utilizada pelos Arcturianos para reprogramar a mente, manifestar a cura e criar realidades alinhadas com o bem-estar e a expansão espiritual. Através da criação de imagens mentais conscientes, é possível transformar padrões negativos e fortalecer estados de equilíbrio e harmonia. Essa prática pode ser aplicada tanto para a cura individual quanto para auxiliar outras pessoas. Siga o passo a passo abaixo para utilizá-la de forma eficaz.

Antes de iniciar a prática da visualização criativa, é essencial preparar o corpo e a mente para um estado receptivo. Escolha um ambiente tranquilo, onde possa relaxar sem interrupções externas. Pode ser um quarto silencioso, um jardim sereno ou qualquer espaço onde se sinta confortável e protegido. Sente-se ou deite-se de maneira relaxada, permitindo que seu corpo se acomode sem tensões. Feche os olhos suavemente para facilitar a concentração e comece a respirar profundamente. Ao inspirar, visualize uma luz dourada preenchendo seus pulmões, trazendo energia e serenidade. Ao expirar, imagine-se liberando toda tensão acumulada, permitindo que qualquer preocupação ou ansiedade se dissolva no ar. Repita esse processo algumas vezes até sentir seu corpo e sua mente em um estado de profundo relaxamento.

Com a mente tranquila, direcione sua atenção para a intenção da visualização. Esse é um passo essencial, pois a intenção é o que orienta e fortalece todo o processo. Defina com clareza qual objetivo deseja alcançar. Pode ser a cura de uma parte específica do corpo, o equilíbrio emocional, a liberação de bloqueios energéticos ou até a manifestação de uma realidade desejada. Caso esteja auxiliando outra pessoa, pergunte qual transformação ela deseja vivenciar e sintonize-se com essa intenção. Imagine essa meta já realizada, sentindo no coração a certeza de que a mudança está em processo. Quanto mais clara e vívida for essa convicção, maior será o impacto da visualização.

Agora, com a intenção bem definida, inicie a criação da imagem mental correspondente. Imagine um feixe de luz dourada descendo do cosmos e envolvendo todo o seu corpo ou o corpo da pessoa que está sendo tratada. Essa luz é pura energia curativa, restaurando e equilibrando cada célula, cada pensamento, cada emoção. Se estiver buscando a cura de uma parte específica do corpo, visualize essa área sendo banhada pela luz regeneradora, que dissolve qualquer bloqueio ou desconforto. Se o foco for o equilíbrio emocional, imagine-se em um estado de profunda paz e contentamento, como se estivesse cercado por uma aura protetora de serenidade e harmonia. Permita que essa imagem se torne cada vez mais detalhada e vívida em sua mente.

A energia emocional tem um papel crucial na eficácia da visualização. Quanto mais intensamente sentir a transformação acontecendo, mais rapidamente ela se manifestará. Traga à tona sentimentos de gratidão, amor e alegria, pois essas emoções potencializam a energia do processo. Imagine a luz se expandindo, fluindo em todas as direções e dissolvendo qualquer vestígio de resistência ou limitação. Sinta o alívio, a renovação e a harmonia preenchendo seu ser por completo. Esse é o momento de permitir que a energia flua livremente, consolidando a cura ou a transformação desejada.

Para garantir que a visualização se torne parte da realidade, é fundamental ancorá-la no campo energético. Visualize a imagem criada sendo envolvida por um escudo de luz brilhante, como uma proteção que sela a transformação realizada. Reforce essa ancoragem utilizando afirmações positivas. Repita mentalmente frases como: "Estou completamente curado e em perfeita harmonia" ou "A transformação que desejo já está se manifestando em minha vida". Permita-se sentir a verdade dessas palavras, incorporando-as ao seu ser como parte de sua nova realidade. Quanto mais profundamente essa convicção for absorvida, mais duradouro será o efeito da visualização.

Ao concluir a prática, é importante retornar ao estado consciente de maneira suave e integrada. Respire profundamente algumas vezes, sentindo seu corpo no momento presente. Movimente os dedos das mãos e dos pés, trazendo gradualmente sua atenção de volta ao ambiente ao seu redor. Abra os olhos lentamente, permitindo que a sensação de bem-estar e equilíbrio se estabeleça completamente. Se desejar, anote suas percepções em um diário, registrando suas experiências e progressos ao longo do tempo. Esse hábito pode ajudar a acompanhar a evolução da prática e fortalecer ainda mais sua conexão com a visualização criativa.

A repetição dessa técnica é essencial para consolidar os efeitos desejados. Pratique diariamente, dedicando pelo menos alguns minutos para reforçar a imagem mental e a energia gerada. Sempre que sentir dúvidas ou insegurança, retorne à visualização para realinhar sua vibração e fortalecer sua intenção. Além disso, compartilhe essa prática com outras pessoas que buscam equilíbrio e cura, ajudando-as a transformar suas realidades e expandir seu próprio campo energético.

A visualização criativa é uma ponte poderosa entre o campo energético e a realidade manifesta. Quanto mais for praticada, mais facilmente o corpo, a mente e a alma se alinham com a vibração desejada, permitindo que a cura e a transformação ocorram de maneira natural e harmoniosa.

A visualização criativa é uma ponte entre o campo energético e a realidade manifesta. Quanto mais for praticada, mais facilmente o corpo, a mente e a alma se alinham com a vibração desejada, permitindo que a cura e a transformação ocorram naturalmente.

14: Afirmações e Decretos

As afirmações e decretos são ferramentas poderosas utilizadas pelos Arcturianos para reprogramar a mente subconsciente, substituindo crenças limitantes por pensamentos positivos e empoderadores. Quando repetidas com intenção e sentimento, essas palavras criam novas conexões neurais, alinhando o ser com uma vibração mais elevada de cura e transformação. Para utilizar essa técnica de forma eficaz, siga o passo a passo abaixo.

Antes de iniciar o processo de afirmações e decretos, é fundamental estabelecer uma base sólida, começando com a definição clara da intenção e do propósito. Pergunte-se com sinceridade: "O que desejo transformar em minha vida?" ou "Qual padrão mental preciso modificar?" Essa reflexão inicial ajudará a direcionar a prática para um objetivo específico e significativo. Se estiver auxiliando outra pessoa, incentive-a a definir um foco, como cura, autoestima ou abundância, permitindo que a intenção seja moldada de forma pessoal e autêntica. A clareza é essencial para que as afirmações tenham um impacto real e profundo, pois a energia segue a intenção.

Após estabelecer o propósito, chega o momento de escolher e criar as afirmações ou decretos adequados.

A formulação dessas frases deve ser feita de maneira positiva e no presente, como se a realidade desejada já estivesse acontecendo. A mente subconsciente não reconhece negações, portanto, em vez de dizer "Não estou mais doente", a melhor alternativa é "Estou saudável e cheio de vitalidade." Ao criar afirmações, opte por frases curtas, diretas e carregadas de poder energético, como:

"Minha energia está equilibrada e harmoniosa."

"Estou em perfeita saúde física, emocional e espiritual."

"A cada respiração, minha vitalidade aumenta."

Caso esteja conduzindo outra pessoa nesse processo, personalize as afirmações de acordo com as necessidades e desafios específicos dela. Dessa forma, a prática se torna ainda mais eficaz e significativa.

A repetição das afirmações deve ser feita com emoção e convicção, pois a força das palavras está diretamente ligada ao sentimento que as acompanha. Ao repetir as frases, seja em voz alta ou mentalmente, envolva-se com a emoção daquilo que está afirmando. Imagine-se vivendo a realidade expressa por essas palavras, como se o desejo já estivesse concretizado. Essa visualização potencializa a reprogramação da mente subconsciente e cria novas conexões neurais alinhadas com a transformação desejada.

Uma técnica poderosa para reforçar essa prática é o uso do espelho. Ao olhar diretamente nos próprios olhos e afirmar as frases com convicção, a autoconfiança e o poder pessoal são intensificados. Esse exercício simples, mas profundo, ajuda a dissolver bloqueios internos e a fortalecer crenças positivas.

Para que a prática tenha um impacto duradouro, é essencial integrá-la ao cotidiano. As afirmações devem fazer parte da rotina diária, sendo repetidas ao acordar e antes de dormir, momentos em que a mente está mais receptiva a novas informações. Além disso, escrever as frases e posicioná-las em locais estratégicos, como o espelho do banheiro, a tela do celular ou um caderno de anotações, ajuda a manter a mente conectada a esses novos padrões de pensamento.

Outra maneira eficaz de potencializar os efeitos das afirmações é associá-las a práticas energéticas, como meditação ou respiração consciente. Durante um momento de introspecção, respirar profundamente e repetir as frases permite que a energia flua de maneira mais intensa, facilitando a absorção das mensagens pelo subconsciente.

Os decretos são uma ferramenta ainda mais poderosa para a reprogramação profunda. Diferentemente das afirmações, os decretos possuem uma força intensificada, sendo utilizados para criar mudanças rápidas no campo vibracional. Ao realizar um decreto, a voz deve ser firme e cheia de autoridade, carregada de intenção e certeza. A energia da palavra se expande quando palavras de comando são utilizadas, como:

"EU SOU a saúde perfeita e a harmonia em meu corpo."

"Pelo poder da luz divina, eu decreto a transformação completa do meu ser."

"Que toda energia desalinhada seja transmutada em amor e equilíbrio, agora!"

Se estiver guiando outra pessoa nesse processo, incentive-a a pronunciar os decretos com firmeza, sentindo a vibração dessas palavras ressoando internamente. A força com que se expressa um decreto influencia diretamente sua capacidade de manifestação e impacto energético.

Após cada sessão de afirmações e decretos, é essencial permitir a integração da nova frequência vibracional. A melhor forma de consolidar essa energia é através do sentimento de gratidão. Após repetir as frases, faça uma pausa e sinta a transformação acontecendo internamente. Expresse gratidão ao universo, aos Arcturianos, ao seu Eu Superior ou à força maior em que acredita, reconhecendo que a mudança já começou a se manifestar. Esse gesto simples fortalece a conexão com o novo padrão energético e amplia os efeitos da prática.

A continuidade dessa prática é fundamental para que os resultados sejam consistentes e duradouros. A reprogramação mental acontece com a repetição diária das afirmações, e o ideal é mantê-las por pelo menos 21 dias, período necessário para que novos padrões neurais sejam estabelecidos. Durante esse tempo, ajuste as frases conforme sentir necessidade, observando como sua mente e sua energia evoluem.

Com o passar dos dias, você começará a perceber mudanças sutis em seus pensamentos e emoções. Pequenos sinais indicarão que sua vibração está se ajustando à nova realidade que deseja criar. À medida que sua mente se alinha com frequências mais elevadas, sua realidade externa começará a refletir essas mudanças, trazendo mais equilíbrio, força interior e bem-estar pleno.

As afirmações e decretos são ferramentas poderosas de manifestação e cura, pois moldam a percepção da realidade e elevam a vibração do ser. Quanto mais forem praticadas com intenção e emoção, mais profundamente atuarão no campo energético, promovendo equilíbrio, força interior e bem-estar pleno.

Parte 2

15: Os Cristais Arcturianos

Agora que compreendemos os fundamentos da cura multidimensional arcturiana, é essencial aprofundarmos a relação entre essa poderosa técnica e a energia dos cristais. Os Arcturianos utilizam cristais como amplificadores vibracionais, instrumentos que auxiliam na sintonização com frequências superiores e no realinhamento energético. Por meio de sua elevada ressonância, os cristais facilitam a conexão com dimensões mais sutis, permitindo que a energia curativa atue de maneira ainda mais profunda e eficaz. Vamos explorar como essas ferramentas energéticas podem potencializar a transformação e a harmonização do ser, trazendo equilíbrio e expansão para aqueles que buscam a cura em níveis interdimensionais.

Os cristais são ferramentas poderosas de cura, utilizadas pelos Arcturianos há milênios para amplificar energias, harmonizar os corpos sutis e promover o bem-estar integral.

Os cristais são estruturas sólidas que se formam naturalmente na crosta terrestre, resultado de processos geológicos que combinam pressão, temperatura e elementos químicos específicos. Cada cristal possui uma estrutura molecular única que determina suas propriedades energéticas e vibracionais.

Os Arcturianos, com sua avançada tecnologia, cultivam cristais em Arcturus, potencializando suas propriedades curativas e programando-os com frequências específicas para diferentes finalidades terapêuticas. Esses cristais, conhecidos como cristais Arcturianos, possuem uma vibração elevada e uma pureza energética que os torna ferramentas excepcionais para a cura multidimensional.

Os cristais Arcturianos possuem propriedades únicas que os tornam amplificadores de energia altamente eficazes. Sua estrutura vibracional refinada permite que atuem de maneira intensificada na harmonização do campo energético, elevando a frequência dos ambientes e dos seres com os quais entram em contato. Quando utilizados corretamente, esses cristais não apenas intensificam as energias de cura, meditação e proteção, mas também servem como condutores poderosos, direcionando fluxos energéticos de maneira precisa para promover equilíbrio e restauração.

Além de amplificadores, os cristais Arcturianos são excelentes condutores de energia. Eles facilitam a passagem da energia vital pelos corpos sutis, promovendo desbloqueios energéticos e restaurando a harmonia do ser. Esse processo pode ser aplicado tanto para o próprio bem-estar quanto para auxiliar outras pessoas na busca pelo equilíbrio. Para obter o máximo benefício dessa poderosa ferramenta, é essencial conhecer e aplicar corretamente os cristais Arcturianos, garantindo que sua energia seja utilizada de forma consciente e eficaz.

Se o objetivo for utilizar os cristais para autoterapia, o primeiro passo é a escolha do cristal adequado para a necessidade específica. O Cristal Arcturiano Verde, por exemplo, é amplamente utilizado para promover a cura física, enquanto o Cristal Arcturiano Azul auxilia no relaxamento e equilíbrio emocional. Após selecionar o cristal, é importante preparar o ambiente de forma a criar um espaço harmonioso e tranquilo, onde seja possível deitar-se ou sentar-se confortavelmente sem interrupções. Esse espaço deve ser purificado e estar em sintonia com a intenção do trabalho energético.

Antes de iniciar a prática, recomenda-se ativar o cristal. Para isso, segure-o entre as mãos, feche os olhos e respire profundamente algumas vezes. Durante esse processo, concentre-se na energia do cristal e direcione mentalmente sua intenção, solicitando que ele conduza a energia curativa para onde for necessário. Em seguida, posicione o cristal diretamente sobre a área do corpo que precisa de cura ou equilíbrio. Se o bloqueio for emocional, é indicado posicioná-lo sobre o chakra cardíaco, localizado no centro do peito. Para dores físicas ou desconfortos específicos, o cristal deve ser aplicado diretamente na região afetada.

Uma vez posicionado, é essencial visualizar o fluxo energético ocorrendo de forma ativa. Imagine uma luz radiante emanando do cristal e penetrando suavemente no corpo, dissolvendo bloqueios e restaurando o equilíbrio. Esse processo pode ser intensificado através da respiração consciente, inalando profundamente e permitindo que a energia flua de maneira mais eficaz. O cristal deve permanecer no local por um período mínimo de 10 a 15 minutos. Durante esse tempo, é recomendável manter a atenção voltada para as sensações físicas e emocionais, permitindo que a energia se ajuste de maneira natural.

Ao finalizar o processo, é importante expressar gratidão pela cura recebida. Retire o cristal do corpo e segure-o novamente entre as mãos, reconhecendo sua contribuição energética. Se desejar, o cristal pode ser lavado em água corrente ou exposto à luz do Sol por alguns minutos para revitalização antes do próximo uso. Esse pequeno ritual de encerramento reforça a conexão com a energia do cristal e potencializa seu efeito para futuras aplicações.

Além da autoterapia, os cristais Arcturianos também podem ser utilizados para conduzir energia curativa a outras pessoas. Nesse caso, é fundamental seguir um protocolo adequado para garantir que a energia seja transferida de forma segura e eficaz. O primeiro passo é a escolha do cristal apropriado para a necessidade da pessoa que receberá a sessão. Após a seleção, o cristal deve ser limpo e energizado, garantindo que esteja livre de quaisquer influências anteriores.

Antes de iniciar o processo, é essencial pedir permissão à pessoa que receberá a energia. A abertura e o consentimento dela são fundamentais para que a cura ocorra de maneira fluida e sem resistência. Uma vez autorizado, a pessoa deve ser orientada a se deitar ou sentar confortavelmente e respirar profundamente para relaxar. Isso facilita a receptividade à energia curativa.

O próximo passo é a ativação do cristal. Segurando-o entre as mãos, deve-se mentalizar a intenção de direcionar a energia de cura para a pessoa. Com o cristal devidamente ativado, ele pode ser posicionado sobre a área do corpo que necessita de equilíbrio ou movido suavemente ao longo dos chakras e regiões afetadas. Durante esse processo, é importante visualizar a energia fluindo do cristal para o corpo da pessoa, dissolvendo bloqueios e restaurando o equilíbrio.

Após 10 a 15 minutos, o cristal deve ser removido e a pessoa pode ser convidada a compartilhar suas percepções sobre o processo. Para concluir a sessão, expressa-se gratidão pela energia recebida e, posteriormente, o cristal deve ser purificado antes de ser utilizado novamente. Essa etapa final garante que o cristal esteja pronto para futuras aplicações, sem resíduos energéticos da sessão anterior.

A limpeza e a manutenção energética dos cristais Arcturianos são fundamentais para preservar sua eficácia. Com o tempo, os cristais podem acumular energias densas, tornando-se menos eficientes. Por isso, é recomendável limpá-los regularmente utilizando métodos adequados à sua composição e propriedades.

Uma das formas mais simples de purificação é a limpeza com água corrente. Esse método consiste em segurar o cristal sob água filtrada ou de fonte natural enquanto se mentaliza a dissolução de qualquer energia indesejada. Para potencializar a limpeza, pode-se afirmar mentalmente que o cristal está sendo restaurado à sua vibração original. No entanto, é importante verificar se o cristal escolhido pode ser molhado, pois alguns são sensíveis à água.

Outra técnica eficaz é a limpeza com sal grosso ou sal rosa do Himalaia. Para isso, basta preencher um recipiente com sal e enterrar o cristal nele por algumas horas ou durante toda a noite. Ao final do processo, os resíduos de sal devem ser removidos com um pano seco ou pincel macio. Esse método, no entanto, não é indicado para cristais muito porosos, que podem sofrer danos estruturais.

A defumação com ervas também é uma excelente opção para purificação. Utilizando ervas como sálvia branca, alecrim ou palo santo, produz-se uma fumaça que deve ser passada ao redor do cristal por alguns minutos. Durante esse processo, visualiza-se a eliminação de qualquer energia densa, restaurando a vibração natural do cristal.

Além disso, a energização por meio da luz solar ou lunar pode ser extremamente benéfica. Para cristais que necessitam de energização intensa, recomenda-se deixá-los expostos à luz do Sol por 1 a 2 horas. Já para uma purificação mais sutil e espiritual, a exposição à luz da lua cheia durante toda a noite é uma excelente escolha. No entanto, cristais coloridos devem ser protegidos da luz solar direta, pois podem perder sua tonalidade original.

Por fim, há a possibilidade de utilizar outras pedras para a limpeza. A ametista e a selenita são conhecidas por sua capacidade de purificação energética e podem ser utilizadas para esse fim. Basta colocar o cristal sobre uma drusa dessas pedras e deixá-lo repousar por algumas horas ou durante a noite.

Independentemente do método escolhido, a purificação dos cristais deve ser realizada regularmente para garantir que sua energia esteja sempre vibrante e pronta para auxiliar nos processos de cura e harmonização. Dessa forma, os cristais Arcturianos permanecerão como ferramentas poderosas para a elevação espiritual e o equilíbrio energético.

Esse método pode ser repetido sempre que necessário para promover o fluxo energético saudável no corpo e nos campos sutis.

16: Armazenamento de Energia

Os cristais Arcturianos possuem a capacidade de armazenar energia, atuando como verdadeiras "baterias energéticas". Isso permite que sejam programados com intenções específicas, como cura, proteção, prosperidade e ascensão, emanando essa energia para o ambiente e para as pessoas ao seu redor.

Para armazenar energia em um cristal Arcturiano, seja para uso pessoal ou para auxiliar outras pessoas, é essencial seguir um processo cuidadoso que envolve escolha, purificação, carregamento e estabilização da energia. Esse método garante que o cristal se torne uma fonte confiável de vibrações específicas, prontas para serem acessadas sempre que necessário.

O primeiro passo é escolher o cristal adequado para a intenção desejada. Os cristais Arcturianos possuem diferentes frequências energéticas, cada uma sintonizada com propósitos distintos. O cristal Arcturiano verde, por exemplo, é ideal para promover cura física e regeneração, sendo especialmente útil para momentos de convalescença ou fortalecimento do corpo. Já o cristal Arcturiano rosa atua no campo emocional, auxiliando no amor próprio e na cura de feridas emocionais, sendo indicado para aqueles que buscam equilíbrio sentimental e autovalorização. Se a intenção for prosperidade e manifestação de abundância, o cristal Arcturiano dourado é a escolha certa, pois potencializa a atração de oportunidades e riqueza. Para quem deseja aprimorar a comunicação e alcançar maior equilíbrio energético, o cristal Arcturiano azul é recomendado, pois ressoa com a clareza de expressão e harmonia vibracional. Por fim, o cristal Arcturiano violeta é poderoso para purificação e conexão espiritual, sendo ideal para práticas meditativas e elevação de consciência.

Uma vez escolhido o cristal apropriado, o próximo passo é purificá-lo. Esse processo é fundamental para eliminar quaisquer energias preexistentes que possam interferir na programação desejada. Existem diversas formas de purificação, e a escolha do método depende das preferências e dos recursos disponíveis. Uma opção eficaz é lavar o cristal em água corrente, visualizando qualquer energia indesejada sendo levada embora pela água. Outra alternativa é utilizar a fumaça de ervas sagradas, como sálvia, alecrim ou palo santo, permitindo que a fumaça envolva completamente o cristal enquanto se mentaliza sua limpeza energética. A luz lunar também é um método poderoso, especialmente se o cristal for deixado sob a luz da lua cheia durante a noite, absorvendo sua energia purificadora.

Com o cristal devidamente limpo, é hora de energizá-lo com a intenção desejada. Para isso, segure-o entre as mãos e respire profundamente algumas vezes, buscando entrar em um estado de concentração e conexão com sua própria energia. Feche os olhos e visualize uma luz intensa fluindo das suas mãos para o cristal, preenchendo-o com a vibração correspondente à intenção que deseja armazenar. Essa luz pode assumir diferentes cores, dependendo do propósito: verde para cura, rosa para amor, dourado para prosperidade, azul para equilíbrio e violeta para purificação espiritual. Durante esse processo, pode-se potencializar a programação do cristal ao repetir mentalmente uma afirmação, como: *"Este cristal está carregado com energia de cura e restauração."* Essa prática reforça a intenção e ancora a vibração dentro do cristal.

Além da visualização e da afirmação, há métodos alternativos de programação que podem ser utilizados para intensificar a conexão com o cristal. Uma dessas opções é desenhar símbolos energéticos sobre sua superfície com o dedo, imprimindo neles um significado específico. Outra possibilidade é sussurrar palavras de intenção diretamente para o cristal, permitindo que ele absorva a vibração sonora da mensagem. Mantras ou cânticos também podem ser utilizados para amplificar o efeito energético, especialmente se forem entoados em ressonância com a vibração do propósito desejado.

Após a energização, é essencial permitir que o cristal descanse para absorver completamente a energia programada. Para isso, escolha um local sagrado, como um altar ou um espaço especial dentro de casa, e posicione o cristal ali. Se desejar, pode acender uma vela próxima a ele, simbolizando a ativação do seu potencial energético. O cristal deve permanecer nesse local por algumas horas ou, preferencialmente, durante toda a noite, para garantir que a energia se estabilize e se fixe de maneira harmoniosa dentro de sua estrutura cristalina.

Uma vez carregado, o cristal pode ser utilizado de diferentes formas para acessar sua energia armazenada sempre que necessário. Uma maneira simples e eficaz é segurá-lo entre as mãos em momentos de necessidade, permitindo que sua vibração envolva o corpo e a mente. Se desejar direcionar a energia para um ponto específico, basta colocar o cristal sobre o chakra correspondente, facilitando a transferência energética para essa região. Outra opção é posicionar o cristal em um ambiente, onde ele irradiará sua frequência vibracional para o espaço ao redor, harmonizando e protegendo o local. Além disso, o cristal pode ser compartilhado com outra pessoa, permitindo que ela o segure por alguns instantes para absorver a energia contida nele.

Seguindo esse processo, os cristais Arcturianos tornam-se ferramentas poderosas de armazenamento energético, prontas para serem ativadas sempre que necessário, oferecendo cura, proteção, equilíbrio e elevação vibracional conforme a intenção programada.

Com essa técnica, os cristais Arcturianos tornam-se ferramentas poderosas de energia disponível sob demanda.

17: Elevação da Vibração

Os cristais Arcturianos vibram em frequências elevadas, auxiliando na elevação da vibração do ambiente e das pessoas. Esse processo facilita a conexão com dimensões superiores, o despertar da consciência e a cura espiritual.

Para armazenar energia em um cristal Arcturiano, seja para uso pessoal ou para auxiliar outras pessoas, é essencial seguir um processo cuidadoso que envolve escolha, purificação, carregamento e estabilização da energia. Esse método garante que o cristal se torne uma fonte confiável de vibrações específicas, prontas para serem acessadas sempre que necessário.

O primeiro passo é escolher o cristal adequado para a intenção desejada. Os cristais Arcturianos possuem diferentes frequências energéticas, cada uma sintonizada com propósitos distintos. O cristal Arcturiano verde, por exemplo, é ideal para promover cura física e regeneração, sendo especialmente útil para momentos de convalescença ou fortalecimento do corpo. Já o cristal Arcturiano rosa atua no campo emocional, auxiliando no amor próprio e na cura de feridas emocionais, sendo indicado para aqueles que buscam equilíbrio sentimental e autovalorização. Se a intenção for prosperidade e manifestação de abundância, o cristal Arcturiano dourado é a escolha certa, pois potencializa a atração de oportunidades e riqueza. Para quem deseja aprimorar a comunicação e alcançar maior equilíbrio energético, o cristal Arcturiano azul é recomendado, pois ressoa com a clareza de expressão e harmonia vibracional. Por fim, o cristal Arcturiano violeta é poderoso para purificação e conexão espiritual, sendo ideal para práticas meditativas e elevação de consciência.

Uma vez escolhido o cristal apropriado, o próximo passo é purificá-lo. Esse processo é fundamental para eliminar quaisquer energias preexistentes que possam interferir na programação desejada. Existem diversas formas de purificação, e a escolha do método depende das preferências e dos recursos disponíveis. Uma opção eficaz é lavar o cristal em água corrente, visualizando qualquer energia indesejada sendo levada embora pela água. Outra alternativa é utilizar a fumaça de ervas sagradas, como sálvia, alecrim ou palo santo, permitindo que a fumaça envolva completamente o cristal enquanto se mentaliza sua limpeza energética. A luz lunar também é um método poderoso, especialmente se o cristal for deixado sob a luz da lua cheia durante a noite, absorvendo sua energia purificadora.

Com o cristal devidamente limpo, é hora de energizá-lo com a intenção desejada. Para isso, segure-o entre as mãos e respire profundamente algumas vezes, buscando entrar em um estado de concentração e conexão com sua própria energia. Feche os olhos e visualize uma luz intensa fluindo das suas mãos para o cristal, preenchendo-o com a vibração correspondente à intenção que deseja armazenar. Essa luz pode assumir diferentes cores, dependendo do propósito: verde para cura, rosa para amor, dourado para prosperidade, azul para equilíbrio e violeta para purificação espiritual. Durante esse processo, pode-se potencializar a programação do cristal ao repetir mentalmente uma afirmação, como: *"Este cristal está carregado com energia de cura e restauração."* Essa prática reforça a intenção e ancora a vibração dentro do cristal.

Além da visualização e da afirmação, há métodos alternativos de programação que podem ser utilizados para intensificar a conexão com o cristal. Uma dessas opções é desenhar símbolos energéticos sobre sua superfície com o dedo, imprimindo neles um significado específico. Outra possibilidade é sussurrar palavras de intenção diretamente para o cristal, permitindo que ele absorva a vibração sonora da mensagem. Mantras ou cânticos também podem ser utilizados para amplificar o efeito energético, especialmente se forem entoados em ressonância com a vibração do propósito desejado.

Após a energização, é essencial permitir que o cristal descanse para absorver completamente a energia programada. Para isso, escolha um local sagrado, como um altar ou um espaço especial dentro de casa, e posicione o cristal ali. Se desejar, pode acender uma vela próxima a ele, simbolizando a ativação do seu potencial energético. O cristal deve permanecer nesse local por algumas horas ou, preferencialmente, durante toda a noite, para garantir que a energia se estabilize e se fixe de maneira harmoniosa dentro de sua estrutura cristalina.

Uma vez carregado, o cristal pode ser utilizado de diferentes formas para acessar sua energia armazenada sempre que necessário. Uma maneira simples e eficaz é segurá-lo entre as mãos em momentos de necessidade, permitindo que sua vibração envolva o corpo e a mente. Se desejar direcionar a energia para um ponto específico, basta colocar o cristal sobre o chakra correspondente, facilitando a transferência energética para essa região. Outra opção é posicionar o cristal em um ambiente, onde ele irradiará sua frequência vibracional para o espaço ao redor, harmonizando e protegendo o local. Além disso, o cristal pode ser compartilhado com outra pessoa, permitindo que ela o segure por alguns instantes para absorver a energia contida nele.

Seguindo esse processo, os cristais Arcturianos tornam-se ferramentas poderosas de armazenamento energético, prontas para serem ativadas sempre que necessário, oferecendo cura, proteção, equilíbrio e elevação vibracional conforme a intenção programada.

Com essa técnica, os cristais Arcturianos ajudam a elevar a vibração e promover estados superiores de consciência.

18: Purificação Energética

Os cristais Arcturianos possuem a capacidade de transmutar energias densas e negativas em energias sutis e positivas. Eles podem ser utilizados para limpar a aura, os chakras e os ambientes, criando um campo energético harmonioso e propício à cura.

Para aplicar a purificação energética em si mesmo, o primeiro passo é escolher o cristal Arcturiano mais adequado para essa finalidade. O Cristal Arcturiano Violeta é especialmente indicado para transmutar energias negativas e promover uma limpeza profunda da aura. Se o objetivo for alcançar um estado de calma e equilíbrio emocional, o Cristal Arcturiano Azul será a melhor escolha. Já o Cristal Arcturiano Branco ou Transparente é ideal para uma purificação mais ampla, alinhando todos os chakras e restabelecendo a harmonia energética.

Antes de iniciar o processo, é essencial que o cristal seja devidamente purificado para que suas energias estejam limpas e prontas para o uso. Para isso, pode-se escolher um dos métodos tradicionais de limpeza, como lavá-lo em água corrente, deixá-lo em contato com sal grosso por algumas horas, passá-lo pela fumaça de ervas como sálvia ou alecrim, ou ainda expô-lo à luz da lua durante a noite. Após a purificação, segure o cristal entre as mãos e mentalize a intenção clara de utilizá-lo para renovar sua energia, afirmando mentalmente: "Este cristal está pronto para purificar minha energia."

Com o cristal preparado, encontre um local tranquilo onde possa relaxar sem interrupções. Sente-se ou deite-se confortavelmente e respire profundamente algumas vezes, permitindo que seu corpo e mente entrem em um estado de receptividade. Segure o cristal em uma das mãos e comece a movê-lo suavemente ao redor do seu corpo, como se estivesse varrendo sua aura. Inicie pela região da cabeça e vá descendo lentamente até os pés. Se perceber áreas de maior tensão ou bloqueio energético, mantenha o cristal nessas regiões por alguns segundos, permitindo que ele atue mais profundamente.

Enquanto realiza esse movimento, visualize uma luz brilhante saindo do cristal – pode ser violeta ou branca – que dissolve e transmuta toda a energia densa ao seu redor. Para potencializar esse efeito, repita mentalmente frases como: "Toda energia negativa está sendo dissolvida e transmutada em luz." Sinta a leveza e a renovação se instalando em seu campo energético.

Após cerca de 10 a 15 minutos, finalize o processo colocando o cristal sobre o chakra cardíaco, localizado no centro do peito. Respire profundamente algumas vezes, sentindo a energia restaurada. Agradeça ao cristal pela purificação realizada e guarde-o em um local seguro. Para complementar essa limpeza energética interna, beba um copo de água, auxiliando na eliminação de toxinas e promovendo um estado de equilíbrio ainda mais profundo.

Quando a intenção for aplicar a purificação em outra pessoa, é importante preparar o ambiente para criar um espaço harmonioso e propício ao processo. Oriente a pessoa a sentar-se ou deitar-se confortavelmente em um local tranquilo. Para intensificar a atmosfera de relaxamento e facilitar a transmutação energética, pode-se utilizar incensos, música suave ou velas.

Antes de iniciar, segure o cristal escolhido e intencione que ele sirva como um canal de purificação para a energia da pessoa. Com essa intenção clara, comece a mover o cristal ao redor do corpo dela, partindo do topo da cabeça e descendo lentamente até os pés. Se perceber bloqueios energéticos, mantenha o cristal sobre a região afetada por mais tempo, permitindo que sua vibração atue na dissolução dessas energias densas.

Durante o processo, visualize a luz brilhante emanando do cristal e limpando todas as impurezas energéticas da pessoa. Oriente-a a respirar profundamente e a se entregar ao momento, permitindo que a energia flua livremente. Depois de aproximadamente 10 a 15 minutos, peça para que ela se levante devagar, observando como se sente após a purificação. Recomende que beba um copo de água para potencializar o efeito da limpeza e, por fim, realize a purificação do cristal antes de usá-lo novamente.

Quando o objetivo for purificar um ambiente, a escolha do cristal e sua posição estratégica dentro do espaço são passos fundamentais. O ideal é colocá-lo em um ponto onde possa irradiar sua energia de forma ampla, como próximo à entrada principal ou no centro do ambiente.

Para ativar o poder de purificação do cristal, segure-o entre as mãos e mentalize que ele está limpando e harmonizando a energia do local. Se desejar, pode reforçar essa intenção verbalizando frases como: "Este ambiente está livre de energias densas e preenchido com luz e harmonia."

Além do cristal, é possível potencializar a limpeza energética do espaço utilizando técnicas complementares. Uma delas é a defumação, que pode ser feita com ervas como sálvia e alecrim. Outra opção é passar o cristal por todos os cantos do ambiente enquanto se toca um sino, uma tigela tibetana ou outro instrumento de som vibracional, pois essas frequências ajudam a dissipar ainda mais as energias estagnadas.

Para manter o ambiente sempre harmonizado, recomenda-se deixar o cristal posicionado no espaço e repetir a limpeza sempre que sentir necessidade. Além disso, é importante recarregar o cristal periodicamente, expondo-o à luz solar ou lunar para restaurar sua energia e garantir sua eficácia contínua.

Com essas práticas, os cristais Arcturianos se tornam aliados poderosos na purificação energética, removendo bloqueios, dissipando vibrações negativas e restaurando o equilíbrio tanto do corpo quanto dos espaços ao redor.

Com essa técnica, os cristais Arcturianos atuam como verdadeiros purificadores, removendo bloqueios energéticos e restaurando o equilíbrio.

19: Cura Física

Os cristais Arcturianos podem ser utilizados para tratar diversos problemas físicos, como dores, inflamações, desequilíbrios hormonais e doenças crônicas. Eles atuam no corpo energético, promovendo a harmonização e o reequilíbrio, refletindo essa melhora no corpo físico.

Para que a aplicação dos cristais Arcturianos seja eficaz na recuperação e equilíbrio da saúde física, é essencial seguir um processo cuidadoso e consciente, seja para uso pessoal ou para auxiliar outra pessoa. A interação com esses cristais exige intenção, preparo e conexão com a energia sutil que eles emanam.

Ao utilizá-los em si mesmo, o primeiro passo é escolher o cristal adequado para a necessidade específica. Se o objetivo for a regeneração celular e o alívio de dores, o Cristal Arcturiano Verde é a melhor escolha, pois atua diretamente na renovação dos tecidos e na dissipação de desconfortos físicos. Caso a necessidade seja trazer equilíbrio e relaxamento, especialmente para aliviar tensões musculares e inflamações, o Cristal Arcturiano Azul é indicado. Já o Cristal Arcturiano Dourado fortalece o sistema imunológico e revitaliza o corpo como um todo, sendo excelente para momentos de cansaço extremo ou quando há baixa imunidade.

Com o cristal escolhido, é essencial purificá-lo antes do uso. Para isso, há diferentes métodos de limpeza energética que podem ser aplicados de acordo com a preferência e disponibilidade. A água corrente é uma opção simples e eficaz, permitindo que o fluxo da água leve embora qualquer energia densa acumulada. Outra alternativa é o uso do sal grosso, mergulhando o cristal em um recipiente com sal seco por algumas horas para neutralizar vibrações negativas. A defumação com ervas, como sálvia ou palo santo, também é uma prática poderosa para restaurar a pureza energética da pedra. Por fim, a exposição à luz lunar, especialmente na lua cheia, permite que o cristal se recarregue de energias sutis e renovadoras. Após a purificação, é importante segurá-lo nas mãos e intencionar que ele seja carregado com energia curativa, visualizando uma luz brilhante envolvendo a pedra e potencializando sua capacidade terapêutica.

Com o cristal pronto para ser utilizado, o próximo passo é identificar a área do corpo que necessita de cura. Para isso, é recomendável um breve escaneamento corporal: feche os olhos, respire profundamente e concentre-se em perceber quais partes do corpo apresentam dor, tensão ou qualquer desconforto. Esse momento de observação é fundamental para direcionar a energia do cristal com maior precisão.

A seguir, deve-se posicionar o cristal diretamente sobre a área afetada. Se for uma dor localizada, como uma tensão no ombro ou um incômodo no abdômen, basta deitar-se ou sentar-se confortavelmente e colocar a pedra sobre essa região. No caso de um problema mais generalizado, como fadiga extrema ou baixa imunidade, recomenda-se posicionar o cristal sobre o chakra cardíaco (no centro do peito) ou o plexo solar (acima do umbigo), pois esses pontos são centros energéticos essenciais para a vitalidade do corpo.

Com o cristal posicionado, inicia-se a ativação da energia de cura. Para isso, feche os olhos e respire profundamente, permitindo-se relaxar completamente. Imagine uma luz vibrante saindo do cristal e penetrando suavemente na pele, alcançando camadas mais profundas do corpo e dissolvendo qualquer dor ou desequilíbrio. Caso deseje potencializar o processo, é possível repetir mentalmente uma afirmação positiva, como:
"Meu corpo é forte, saudável e está em perfeito equilíbrio."
A repetição dessa intenção fortalece a conexão com o cristal e direciona a energia para a restauração da saúde.

O tempo ideal para permanecer nesse processo é de aproximadamente 15 a 20 minutos. Durante esse período, concentre-se nas sensações que surgem, permitindo que o cristal atue naturalmente na harmonização do corpo. Se houver qualquer desconforto ou inquietação, basta ajustar a posição da pedra ou simplesmente relaxar ainda mais a mente, permitindo que a energia flua sem resistência.

Ao final do processo, retire o cristal e expresse gratidão pela energia recebida. Agradecer fortalece a conexão com o universo e potencializa futuras práticas de cura. Para finalizar completamente o tratamento, é recomendável beber um copo de água, pois isso auxilia na assimilação das energias e promove uma sensação de renovação interna. O cristal deve ser guardado em um local seguro e, caso seja necessário, o processo pode ser repetido diariamente até que os sintomas sejam aliviados.

No caso de aplicação em outra pessoa, o procedimento segue princípios semelhantes, porém com algumas adaptações para proporcionar um atendimento mais completo e confortável. O primeiro passo é preparar o ambiente. Certifique-se de que a pessoa esteja deitada confortavelmente em um local tranquilo, onde possa relaxar sem interrupções. Criar uma atmosfera agradável com música suave ou o uso de aromas terapêuticos, como lavanda ou capim-limão, pode auxiliar no processo, facilitando o relaxamento e tornando a experiência ainda mais benéfica.

Assim como no uso pessoal, a escolha do cristal deve ser feita com base na necessidade da pessoa, e ele precisa ser purificado antes da aplicação. Uma vez que o cristal esteja pronto, deve-se posicioná-lo cuidadosamente sobre a área afetada ou ao longo dos chakras principais, dependendo da situação. Se a dor for intensa, pode-se segurar o cristal próximo à área e movê-lo lentamente em círculos, ajudando a dispersar a energia acumulada e promovendo um fluxo mais equilibrado.

Durante a aplicação, a energia de cura pode ser potencializada com a técnica de imposição das mãos. Para isso, posicione uma mão sobre o cristal e a outra na base da coluna da pessoa, criando um fluxo energético mais estável e profundo. Visualize a energia fluindo através do cristal e preenchendo o corpo da pessoa com uma luz curativa. Esse momento é essencial para permitir que a energia sutil dos cristais Arcturianos atue na restauração do equilíbrio.

Após 15 a 20 minutos, remova o cristal e observe como a pessoa se sente. Pergunte se houve alguma mudança na sensação de dor ou desconforto e recomende que ela descanse por alguns minutos e beba água para ajudar na assimilação da energia recebida.

Por fim, é importante purificar o cristal novamente antes de guardá-lo, garantindo que ele esteja pronto para futuras aplicações. Seguindo esse processo com atenção e respeito, os cristais Arcturianos tornam-se aliados poderosos na busca pelo bem-estar e pela harmonia do corpo, auxiliando na recuperação física e promovendo um profundo equilíbrio energético.

Com essa técnica, os cristais Arcturianos tornam-se poderosos aliados na recuperação da saúde física, promovendo bem-estar e harmonia.

20: Cura Emocional

Os cristais Arcturianos auxiliam na cura emocional, ajudando a liberar traumas, medos e bloqueios emocionais. Eles promovem o equilíbrio emocional, a paz interior e o desenvolvimento do amor próprio.

Para aplicar a cura emocional em si mesmo, o primeiro passo é escolher o cristal Arcturiano mais adequado para a necessidade do momento. Se o objetivo for fortalecer o amor próprio e curar traumas afetivos, o Cristal Arcturiano Rosa será o mais indicado, pois sua energia trabalha diretamente no equilíbrio do chakra cardíaco. Caso a intenção seja acalmar a mente e reduzir a ansiedade, o Cristal Arcturiano Azul é uma excelente opção, pois atua serenando os pensamentos e proporcionando tranquilidade emocional. Para situações que envolvem a transmutação de energias densas e libertação de sentimentos negativos, o Cristal Arcturiano Violeta será o mais apropriado, ajudando a transformar padrões emocionais limitantes.

Após escolher o cristal, é essencial purificá-lo e energizá-lo antes do uso. A purificação pode ser feita de diversas formas, dependendo da sua afinidade com cada método. Um dos mais utilizados é a limpeza com água corrente, deixando o cristal sob a água por alguns instantes para que as impurezas energéticas sejam levadas embora. Outra alternativa eficaz é a defumação com ervas como sálvia ou alecrim, permitindo que a fumaça envolva o cristal e remova quaisquer resíduos energéticos acumulados. Para aqueles que preferem métodos mais sutis, a luz da lua pode ser utilizada para recarregar o cristal, bastando deixá-lo exposto durante a noite, especialmente em períodos de lua cheia. Independentemente do método escolhido, ao segurar o cristal nas mãos, intencione que ele seja carregado com a energia da cura emocional, visualizando uma luz suave preenchendo-o com vibrações positivas.

Com o cristal devidamente preparado, é hora de identificar qual emoção precisa ser trabalhada. Para isso, procure um ambiente tranquilo, onde possa se sentar confortavelmente e respirar profundamente. Feche os olhos e permita que os sentimentos aflorem sem resistência, apenas observando-os. Pergunte-se quais emoções estão presentes – pode ser tristeza, medo, mágoa, insegurança ou qualquer outra sensação que esteja impactando seu equilíbrio emocional. Reconhecer esses sentimentos é fundamental para que o processo de cura possa acontecer de forma efetiva.

Depois de identificar a emoção, posicione o cristal sobre o chakra correspondente. Se estiver lidando com um trauma ou mágoa emocional, coloque o cristal sobre o chakra cardíaco, localizado no centro do peito. Para casos de ansiedade intensa ou medos profundos, o ideal é posicioná-lo no chakra da garganta ou no terceiro olho, que se situa entre as sobrancelhas. Caso o sentimento predominante seja insegurança ou instabilidade, o cristal pode ser colocado sobre o plexo solar, localizado um pouco acima do umbigo. Mantenha-se confortável e permita que o cristal aja sobre essas energias.

A visualização é um passo importante para potencializar o efeito da cura emocional. Feche os olhos e imagine uma luz suave – que pode ser rosa, azul ou violeta, conforme a cor do cristal escolhido – fluindo do cristal para dentro do seu corpo. Visualize essa luz envolvendo as áreas onde os bloqueios emocionais estão armazenados, dissolvendo as tensões e restaurando a harmonia interior. Se desejar, repita mentalmente ou em voz alta uma afirmação que fortaleça o processo de cura, como: "Eu libero minhas dores emocionais e permito que a cura aconteça." Essa repetição reforça a intenção e ajuda a reprogramar a mente para um estado mais positivo.

Durante esse processo, permaneça em estado de relaxamento por pelo menos 15 a 20 minutos, permitindo que o cristal atue energeticamente. Concentre-se na respiração, sentindo o fluxo do ar entrando e saindo, e observe qualquer mudança nas sensações internas. Algumas pessoas podem sentir um leve calor na região do cristal, outras podem experimentar uma sensação de alívio ou até mesmo a liberação de emoções reprimidas. Tudo isso faz parte do processo de cura.

Ao final do tempo determinado, remova o cristal suavemente e expresse gratidão pela cura recebida. Um momento de reflexão pode ser valioso após essa experiência. Se sentir necessidade, escreva em um diário sobre as emoções que surgiram, os insights obtidos e quaisquer percepções relevantes que possam ter emergido. Essa prática auxilia no autoconhecimento e permite acompanhar o progresso ao longo do tempo. Após o uso, guarde o cristal em um local especial e repita a prática sempre que sentir necessidade.

Quando se trata de aplicar essa cura emocional em outra pessoa, a abordagem deve ser igualmente cuidadosa e respeitosa. Primeiramente, é importante preparar o ambiente de forma que a pessoa se sinta confortável e relaxada. Escolha um local tranquilo e, se desejar, utilize elementos que promovam uma atmosfera acolhedora, como velas, incensos ou aromas suaves. Criar esse ambiente contribui para que a experiência seja mais profunda e restauradora.

Assim como no processo individual, a escolha do cristal deve ser feita com base nas necessidades emocionais da pessoa. Após selecionar o cristal adequado, ele deve ser purificado antes do uso, garantindo que sua energia esteja limpa e pronta para atuar no campo energético do outro. Com tudo preparado, peça para a pessoa se deitar e relaxar, permitindo-se entrar em um estado de receptividade.

O próximo passo é posicionar o cristal sobre o corpo da pessoa, no chakra correspondente à emoção que precisa ser tratada. Caso ela esteja lidando com dores afetivas, o cristal pode ser colocado sobre o chakra cardíaco. Se houver bloqueios relacionados à comunicação ou expressão emocional, o chakra da garganta será o ponto ideal. Para questões relacionadas à intuição e clareza mental, o terceiro olho pode ser o foco do trabalho energético.

Para ativar a energia de cura, posicione suas mãos acima do cristal e visualize uma luz suave fluindo através dele, irradiando-se para o campo energético da pessoa. Oriente-a a respirar profundamente, inspirando calma e serenidade e expirando quaisquer tensões ou emoções negativas. Se ela se sentir confortável, pode também verbalizar afirmações positivas, reforçando sua intenção de cura.

Após aproximadamente 15 a 20 minutos, remova o cristal suavemente e pergunte à pessoa como ela se sente. Muitas vezes, a experiência pode trazer alívio imediato, mas em alguns casos, emoções profundas podem continuar sendo processadas ao longo do tempo. Recomende que ela beba água para auxiliar na estabilização energética e, se possível, que descanse um pouco para integrar melhor a experiência.

Para finalizar, é essencial limpar o cristal após o uso, garantindo que ele esteja energeticamente puro para futuras aplicações. Isso pode ser feito utilizando um dos métodos de purificação mencionados anteriormente, como água corrente, defumação ou luz lunar.

Ao seguir essa prática, os cristais Arcturianos tornam-se grandes aliados na restauração do equilíbrio emocional, promovendo serenidade e bem-estar tanto para quem realiza quanto para quem recebe a cura.

21: Cura Mental

Os cristais Arcturianos atuam no corpo mental, auxiliando na clareza de pensamento, concentração, criatividade e na superação de padrões negativos. Eles ajudam a estabilizar a mente e a promover um estado de equilíbrio intelectual.

Para aplicar a cura mental em si mesmo, o primeiro passo é escolher o cristal adequado, pois cada um possui propriedades específicas que influenciam diretamente a mente. O Cristal Arcturiano Azul é ideal para quem busca acalmar a mente e melhorar a comunicação, enquanto o Cristal Arcturiano Branco ou Transparente potencializa a clareza mental e a concentração. Já o Cristal Arcturiano Violeta é perfeito para aqueles que desejam transmutar pensamentos negativos e fortalecer a intuição. Escolher o cristal certo é essencial para direcionar a energia corretamente e obter os melhores resultados.

Após a escolha do cristal, é fundamental purificá-lo e energizá-lo antes do uso. A purificação pode ser feita por meio de diferentes métodos, como lavá-lo em água corrente, deixá-lo repousar sobre sal grosso, expô-lo à luz lunar ou utilizar a defumação com ervas como sálvia ou palo santo. Esse processo remove qualquer energia residual que o cristal possa ter absorvido. Em seguida, ao segurá-lo, deve-se intencionar que ele seja carregado com energias de clareza e equilíbrio mental. Esse momento de conexão com o cristal fortalece seu propósito e o prepara para a prática.

O ambiente também desempenha um papel importante. Deve-se encontrar um local tranquilo e silencioso, onde seja possível sentar-se ou deitar-se confortavelmente. Para facilitar o processo, algumas respirações profundas ajudam a relaxar o corpo e a esvaziar a mente, permitindo uma melhor recepção da energia do cristal.

Com o ambiente preparado, chega o momento de posicionar o cristal no local estratégico do corpo. Caso o objetivo seja melhorar o foco e a concentração, o cristal deve ser colocado sobre o chakra do terceiro olho, localizado entre as sobrancelhas. Se a intenção for dissipar pensamentos negativos e reduzir a ansiedade, a melhor posição é sobre o chakra da coroa, no topo da cabeça. Já para reforçar a estabilidade mental e promover um estado de equilíbrio emocional, a melhor opção é segurar o cristal com ambas as mãos no centro do peito.

Ao iniciar a prática, é importante fechar os olhos e visualizar a energia fluindo. Imagine uma luz azul ou violeta saindo do cristal e preenchendo sua mente, dissolvendo pensamentos densos e trazendo uma sensação de clareza e harmonia. Caso prefira, é possível reforçar esse processo mentalmente repetindo uma afirmação positiva, como: *"Minha mente é clara, equilibrada e focada."* Essa etapa é essencial para potencializar os efeitos do cristal e sintonizar a mente com as frequências energéticas desejadas.

A permanência na prática deve ser de aproximadamente 15 a 20 minutos. Durante esse período, é importante manter o foco na sensação de leveza e serenidade mental. Quanto mais relaxado e receptivo estiver, mais eficaz será a absorção da energia do cristal.

Ao finalizar, o cristal deve ser removido com tranquilidade, e um momento de gratidão pelo processo é recomendado. Esse pequeno gesto ajuda a encerrar a prática de forma harmoniosa. Caso surjam pensamentos relevantes ou insights durante a experiência, anotá-los em um diário pode ser útil para acompanhar padrões de evolução mental. O cristal deve ser guardado em um local seguro, e o processo pode ser repetido sempre que houver necessidade de restaurar a clareza mental.

Para aplicar a cura mental em outra pessoa, o primeiro passo é preparar o ambiente para que esteja harmonioso e acolhedor. Um local tranquilo e silencioso é ideal, e uma música suave de fundo pode ser utilizada para potencializar o relaxamento. Criar um espaço propício ao equilíbrio energético contribui para que a pessoa receba a energia da forma mais pura e intensa possível.

Assim como no processo individual, a escolha do cristal é fundamental. Deve-se selecionar o mais adequado para a necessidade da pessoa e, antes do uso, realizar a purificação, garantindo que a energia do cristal esteja limpa e pronta para a aplicação.

Com o cristal preparado, a pessoa deve se deitar confortavelmente. O cristal deve ser posicionado sobre o terceiro olho, caso o objetivo seja estimular a concentração e clareza, ou sobre o chakra coronário, caso a intenção seja aliviar pensamentos negativos e trazer uma sensação de leveza. O posicionamento correto do cristal permite que a energia seja direcionada de maneira eficaz.

A ativação da energia de cura mental é feita ao manter as mãos acima do cristal e visualizar uma luz azul ou violeta fluindo para a mente da pessoa. Esse processo ajuda a conduzir a energia do cristal para onde é necessário. Ao mesmo tempo, é importante orientar a pessoa a respirar profundamente e relaxar, permitindo que seu campo energético se abra para receber a cura.

Após 15 a 20 minutos, o cristal deve ser removido cuidadosamente. Para concluir, é recomendável perguntar à pessoa como ela se sente e sugerir que ela permaneça por alguns minutos em silêncio e reflexão. Esse momento permite que os efeitos da prática sejam assimilados de maneira mais profunda.

Por fim, o cristal utilizado deve ser limpo antes de ser reutilizado, garantindo que esteja sempre energizado e pronto para uma nova aplicação. Com essa técnica, os cristais Arcturianos tornam-se poderosos aliados na restauração da clareza mental, promovendo um estado contínuo de paz e equilíbrio.

22: Cura Espiritual

Os cristais Arcturianos facilitam a conexão com o Eu Superior, o despertar da intuição e a expansão da consciência. Eles auxiliam na jornada de ascensão, promovendo o desenvolvimento espiritual e a conexão com o divino.

Para aplicar a cura espiritual em si mesmo, o primeiro passo é escolher o cristal adequado, pois cada um possui propriedades específicas que facilitam diferentes aspectos da conexão espiritual. Se o objetivo for acessar dimensões superiores e promover a transmutação energética, o Cristal Arcturiano Violeta é a melhor opção. Para quem busca elevar a consciência e fortalecer a intuição, o Cristal Arcturiano Branco ou Transparente é o mais indicado. Já o Cristal Arcturiano Dourado auxilia na expansão da espiritualidade e no alinhamento com o Eu Superior, sendo ideal para aqueles que desejam aprofundar sua jornada espiritual.

Antes de utilizar o cristal, é essencial que ele esteja devidamente purificado e energizado. Isso pode ser feito por meio de métodos como exposição à luz da lua, lavagem em água corrente ou defumação com ervas sagradas. Após a purificação, segure o cristal em suas mãos e concentre-se na intenção de carregá-lo com uma energia espiritual pura. Visualize uma luz brilhante envolvendo o cristal, potencializando sua vibração para atuar em sua cura e conexão.

A preparação do ambiente e do próprio corpo é um passo fundamental para garantir uma experiência profunda. Escolha um local tranquilo, onde possa estar confortável e sem interrupções. Sente-se ou deite-se de maneira relaxada e respire profundamente algumas vezes, permitindo que a mente e o corpo entrem em um estado de calma e receptividade. A respiração consciente é uma ferramenta poderosa para preparar o campo energético e facilitar a conexão espiritual.

Com o ambiente preparado e a mente tranquila, é hora de posicionar o cristal estrategicamente sobre o corpo. Para favorecer a conexão com dimensões superiores e expandir a consciência, o cristal deve ser colocado sobre o chakra coronário, localizado no topo da cabeça. Caso o objetivo seja ativar e fortalecer a intuição, o cristal pode ser posicionado sobre o chakra do terceiro olho, entre as sobrancelhas. Se a intenção for fortalecer a presença espiritual e a conexão com a própria essência, segure o cristal com ambas as mãos sobre o coração.

Feche os olhos e comece a visualizar a energia do cristal irradiando uma luz intensa, podendo ser violeta ou dourada, preenchendo seu corpo e elevando sua vibração. Imagine essa luz dissolvendo bloqueios energéticos e abrindo sua consciência para o plano espiritual. Se desejar, repita mentalmente uma afirmação para reforçar a intenção da prática, como: *"Estou conectado ao meu Eu Superior e à sabedoria divina."* Permaneça nesse estado meditativo por aproximadamente 15 a 20 minutos, permitindo que a energia do cristal flua livremente. Observe sensações, pensamentos ou mensagens sutis que possam surgir, pois elas podem conter insights valiosos para sua jornada espiritual.

Ao finalizar, remova o cristal e expresse gratidão pela experiência e pela conexão estabelecida. Se sentir vontade, registre em um diário qualquer percepção, mensagem ou intuição que tenha surgido durante a prática. Isso ajudará a acompanhar sua evolução espiritual ao longo do tempo. Guarde o cristal em um local especial e repita esse processo sempre que sentir necessidade, pois a prática contínua fortalece cada vez mais a conexão com os planos superiores.

Se o objetivo for aplicar essa técnica em outra pessoa, o processo segue uma estrutura semelhante, mas com algumas adaptações. Primeiramente, é importante preparar o ambiente, escolhendo um espaço silencioso e harmonioso. Para potencializar a experiência, pode-se utilizar incensos, velas ou música meditativa, criando uma atmosfera propícia para a elevação espiritual.

Com o ambiente pronto, escolha um cristal adequado para a necessidade da pessoa e realize a purificação antes do uso, garantindo que ele esteja livre de influências energéticas anteriores. Em seguida, peça para a pessoa se deitar confortavelmente e posicione o cristal sobre o chakra coronário ou terceiro olho, facilitando a conexão com dimensões superiores e promovendo o despertar intuitivo.

Para ativar a energia espiritual, posicione as mãos acima do cristal e visualize uma luz dourada ou violeta fluindo suavemente para o campo energético da pessoa. Oriente-a a respirar profundamente e a relaxar, permitindo que a energia do cristal se integre ao seu sistema de forma natural. Durante esse momento, pode haver percepções sutis, como um aumento na sensação de leveza ou imagens mentais espontâneas, que podem indicar mensagens espirituais importantes.

Após aproximadamente 15 a 20 minutos, remova o cristal e pergunte à pessoa sobre suas sensações e percepções. Caso ela tenha recebido algum insight, sugira que anote suas experiências para futura reflexão. Por fim, limpe o cristal para garantir que esteja pronto para um novo uso.

Essa prática com os cristais Arcturianos é uma poderosa ferramenta para fortalecer a espiritualidade, expandir a consciência e aprofundar a conexão com os planos superiores, proporcionando clareza e equilíbrio na jornada espiritual.

Aplicações dos Cristais Arcturianos na Cura

23: Meditação

Os cristais Arcturianos podem ser utilizados durante a meditação para amplificar a energia, facilitar a conexão com os Arcturianos e aprofundar a experiência meditativa. Essa prática fortalece o equilíbrio interior, expande a consciência e harmoniza os corpos sutis.

Para aplicar essa prática em si mesmo, é essencial seguir um processo cuidadoso que maximize os benefícios dos cristais Arcturianos durante a meditação. O primeiro passo é escolher o cristal adequado para a intenção desejada. Os cristais Arcturianos possuem diferentes propriedades energéticas: o Cristal Arcturiano Azul auxilia na conquista da paz interior e intensifica a conexão intuitiva; o Cristal Arcturiano Violeta favorece a elevação da consciência e a transmutação de energias negativas; enquanto o Cristal Arcturiano Branco ou Transparente amplifica a conexão com planos superiores e harmoniza o campo energético. Escolha aquele que melhor ressoa com suas necessidades no momento.

Após selecionar o cristal, é fundamental purificá-lo e energizá-lo antes da prática. Isso pode ser feito de diversas formas, como lavá-lo em água corrente para eliminar resíduos energéticos acumulados, passar sua superfície pela fumaça de ervas sagradas como sálvia ou palo santo, ou deixá-lo sob a luz do luar para absorver sua energia natural. Ao segurar o cristal em suas mãos, direcione sua intenção para que ele atue como um amplificador da experiência meditativa, conectando você de forma mais profunda com sua espiritualidade e equilíbrio interior.

O próximo passo envolve a preparação do ambiente. Escolha um espaço tranquilo, onde você possa permanecer sem interrupções. Criar uma atmosfera propícia ajuda a potencializar os efeitos da meditação. Se desejar, acenda uma vela para simbolizar a luz interior ou utilize incensos que favoreçam um estado de relaxamento. Acomode-se confortavelmente, seja sentado ou deitado, garantindo que seu corpo esteja relaxado e alinhado.

Com o ambiente preparado, segure o cristal nas mãos ou posicione-o sobre um dos pontos energéticos do corpo para intensificar sua ação. Se o objetivo for fortalecer a intuição e a clareza mental, coloque-o sobre o terceiro olho, localizado entre as sobrancelhas. Para conexões espirituais mais elevadas, posicione-o no chakra coronário, no topo da cabeça. Caso prefira apenas sentir a energia do cristal de forma sutil, mantenha-o próximo, sobre o colo ou à sua frente, permitindo que sua vibração se integre ao seu campo energético.

Agora, inicie a meditação. Feche os olhos e respire profundamente, sentindo o ar entrando e saindo dos pulmões de forma serena. Direcione sua atenção à presença do cristal e visualize uma luz intensa e suave que pode ser azul, violeta ou branca, conforme a energia do cristal escolhido. Essa luz se expande e envolve seu corpo, trazendo uma sensação de leveza e conexão profunda. Se desejar, repita mentalmente uma afirmação ou mantra, como: *"Estou conectado à energia Arcturiana, recebo luz e sabedoria."* Permita que essas palavras ecoem dentro de você, fortalecendo seu campo energético.

Mantenha-se nesse estado meditativo pelo tempo que sentir necessário, mas, idealmente, entre 10 e 20 minutos. Respire de forma tranquila, observando seus pensamentos sem se prender a eles. Se perceber sua mente vagando, retorne sua atenção à respiração e à presença do cristal. O importante é permanecer receptivo à energia e aos insights que possam surgir.

Ao concluir a meditação, comece a se mover suavemente, mexendo os dedos e trazendo a consciência de volta ao corpo físico. Abra os olhos lentamente, permitindo-se sentir a energia renovada. Agradeça ao cristal e ao momento de conexão que acabou de vivenciar. Caso tenha recebido alguma intuição ou sensação significativa, pode ser útil anotá-la para refletir posteriormente. Por fim, guarde seu cristal em um local especial e repita a prática sempre que desejar fortalecer sua energia e elevar sua vibração.

Caso a intenção seja aplicar a meditação com cristais Arcturianos em outra pessoa, o processo segue um fluxo semelhante, mas com algumas adaptações. Primeiramente, crie um ambiente sereno e acolhedor, garantindo que a pessoa se sinta confortável. Oriente-a a se sentar ou deitar em uma posição relaxada e a fechar os olhos, respirando profundamente para acalmar a mente e o corpo.

Escolha um cristal apropriado conforme as necessidades da pessoa e realize a purificação antes do uso. Esse processo assegura que a energia do cristal esteja limpa e pronta para atuar de forma benéfica. Em seguida, posicione o cristal sobre um dos pontos energéticos do corpo da pessoa. O terceiro olho é ideal para expandir a percepção e a intuição, enquanto o chakra coronário favorece a conexão com dimensões superiores. Se preferir, peça para a pessoa segurar o cristal com ambas as mãos, permitindo que ela se conecte diretamente com sua vibração.

Durante a meditação, oriente a pessoa a visualizar uma luz suave irradiando do cristal e envolvendo todo o seu corpo. Se desejar, conduza a experiência com um tom de voz calmo, guiando-a em uma jornada meditativa que a leve a um estado de paz e introspecção. Após cerca de 10 a 20 minutos, peça para ela retornar gradualmente ao estado de vigília, movendo os dedos e abrindo os olhos devagar.

Por fim, pergunte como foi a experiência e incentive a reflexão sobre quaisquer sensações ou percepções que possam ter surgido. Limpe o cristal após o uso para manter sua energia pura, garantindo que esteja pronto para futuras práticas.

A meditação com cristais Arcturianos é uma ferramenta poderosa para o equilíbrio interior, a elevação vibracional e a expansão da consciência. Seja aplicada individualmente ou em outra pessoa, essa prática fortalece a conexão espiritual e proporciona um profundo estado de harmonia e bem-estar.

24: Cura com as Mãos

Os cristais Arcturianos podem ser utilizados em conjunto com a cura pelas mãos, amplificando a energia curativa e direcionando-a para áreas específicas do corpo. Essa técnica potencializa o fluxo energético, dissolvendo bloqueios e promovendo a restauração do equilíbrio físico, emocional e espiritual.

Para aplicar a cura em si mesmo, o primeiro passo é escolher o cristal adequado para a necessidade específica. Os cristais Arcturianos possuem propriedades distintas: o Cristal Arcturiano Verde é indicado para a regeneração celular e cura física, auxiliando no alívio de dores e inflamações; o Cristal Arcturiano Azul atua no campo emocional, proporcionando relaxamento e dissipando tensões e estresse; já o Cristal Arcturiano Dourado é um potente amplificador da energia vital, fortalecendo todo o sistema energético e promovendo maior disposição.

Após selecionar o cristal mais apropriado, é essencial purificá-lo e energizá-lo antes do uso. A purificação pode ser feita de diferentes maneiras, dependendo do material e da sensibilidade do cristal. Métodos comuns incluem lavá-lo em água corrente, deixá-lo exposto à luz do sol ou da lua, ou ainda realizar uma defumação com ervas como sálvia ou alecrim. Ao segurar o cristal, deve-se mentalizar a intenção de que ele sirva como um canal de amplificação da energia curativa, preparando-o para o processo de cura.

A preparação do ambiente também é um aspecto fundamental para a eficácia da prática. Escolher um local tranquilo e livre de interrupções favorece a concentração e a conexão com a energia do cristal. Elementos como velas, incensos ou uma música suave podem ser adicionados para potencializar a harmonização do espaço. Uma vez que o ambiente esteja preparado, é importante encontrar uma posição confortável, seja sentado ou deitado, garantindo um estado de relaxamento profundo para melhor absorção da energia curativa.

Com tudo pronto, inicia-se o processo de ativação da energia curativa. Fechando os olhos e respirando profundamente algumas vezes, busca-se acalmar a mente e estabelecer uma conexão com o fluxo energético. O cristal deve ser segurado com a mão dominante – direita para destros e esquerda para canhotos – enquanto a outra mão é posicionada sobre a área do corpo que necessita de cura. Nesse momento, é essencial concentrar-se na intenção de cura, permitindo que a energia flua livremente.

A direção da energia ocorre através da visualização de um feixe luminoso saindo do cristal, atravessando a mão livre e alcançando a região afetada. Esse fluxo energético pode ser sentido de diferentes formas, como um leve calor, formigamento ou uma sensação de leveza. Para intensificar o processo, pode-se mentalizar afirmações positivas, como: "A energia de cura flui através de mim, restaurando meu corpo e meu equilíbrio." Essas palavras ajudam a reforçar a intenção e a potencializar o efeito curativo.

O processo deve ser mantido por um período de 10 a 15 minutos, permitindo que a energia se estabilize e cumpra seu propósito. Durante esse tempo, é importante manter-se atento às sensações que surgirem, sem tentar controlá-las, apenas permitindo que o fluxo energético atue naturalmente. Algumas pessoas podem sentir um alívio imediato, enquanto outras podem perceber mudanças sutis ao longo dos dias seguintes.

A finalização do processo deve ser feita de maneira respeitosa e consciente. Ao concluir o tempo determinado, agradeça ao cristal e à energia recebida, reconhecendo o equilíbrio e a renovação proporcionados. O cristal deve ser guardado em um local seguro e, se necessário, pode-se repetir a prática sempre que houver necessidade de harmonização e cura.

Quando a cura é aplicada em outra pessoa, o processo segue passos semelhantes, mas com algumas adaptações importantes. O ambiente deve ser preparado de maneira harmoniosa, garantindo que a pessoa a ser tratada se sinta confortável e relaxada. Para isso, é recomendado que ela se deite ou sente de maneira confortável, fechando os olhos e respirando profundamente para entrar em um estado receptivo.

A escolha do cristal deve ser feita com base na necessidade específica da pessoa. Uma vez selecionado o cristal apropriado, ele deve ser purificado e energizado, assim como no processo de autocura. Com o cristal pronto, o praticante deve se posicionar ao lado da pessoa e iniciar a transferência energética.

Segurando o cristal com a mão dominante, a outra mão é posicionada levemente sobre a área a ser tratada, sem encostar diretamente no corpo da pessoa. A energia deve ser direcionada de maneira consciente e fluida, utilizando a visualização para intensificar o processo. Ao imaginar a energia saindo do cristal e fluindo para a mão livre, deve-se visualizar essa força sendo transferida para a pessoa, promovendo bem-estar e equilíbrio. Para reforçar a intenção de cura, pode-se repetir mentalmente uma afirmação como: "A energia de cura restaura o corpo e a alma, trazendo equilíbrio e harmonia."

Assim como na aplicação em si mesmo, o processo deve ser mantido por cerca de 10 a 15 minutos. Durante esse tempo, a pessoa pode relatar diferentes sensações, como um calor reconfortante, relaxamento profundo ou uma leve vibração no local tratado. Ao final do tempo estipulado, as mãos devem ser retiradas suavemente, permitindo que a energia se assente no corpo da pessoa. É importante dar a ela alguns momentos para abrir os olhos e voltar à consciência plena.

Após a sessão, é recomendável perguntar à pessoa como ela se sente e sugerir que ela beba um copo de água para ajudar no processo de integração da energia recebida. Por fim, o cristal deve ser purificado novamente, garantindo que ele esteja energeticamente limpo para futuras utilizações.

Com essa prática, a cura com as mãos em conjunto com os cristais Arcturianos torna-se uma ferramenta poderosa de equilíbrio e renovação. Seja aplicada em si mesmo ou em outras pessoas, essa técnica permite acessar frequências elevadas de cura, promovendo harmonia no corpo, na mente e no espírito.

25: Elixir de Cristais

Os elixires de cristais são preparados com água energizada por cristais Arcturianos, absorvendo suas propriedades curativas. Eles podem ser ingeridos ou utilizados topicamente para promover cura física, equilíbrio emocional e expansão espiritual.

Para preparar um elixir de cristais Arcturianos, o primeiro passo é escolher o cristal adequado, levando em conta o propósito desejado. Cada cristal possui uma energia específica, que influencia diretamente os efeitos do elixir. Dentre os mais indicados, encontra-se o Cristal Arcturiano Verde, ideal para promover a cura física e a regeneração celular. Já o Cristal Arcturiano Azul auxilia no equilíbrio emocional e na clareza mental, enquanto o Cristal Arcturiano Dourado fortalece o campo energético e proporciona revitalização. Para aqueles que buscam purificação espiritual e transmutação de energias densas, o Cristal Arcturiano Violeta é a melhor escolha. Por fim, o Cristal Arcturiano Rosa atua na harmonização emocional e no amor próprio.

É fundamental ter cautela ao selecionar os cristais, pois nem todos são seguros para contato direto com a água. Caso haja incerteza sobre a composição e possíveis elementos tóxicos, é aconselhável utilizar o método indireto de preparação, garantindo que as propriedades energéticas sejam transferidas sem risco de contaminação.

Antes de iniciar o preparo, o cristal deve ser purificado e energizado para remover qualquer resquício de energias indesejadas. Existem diversas formas de realizar essa limpeza, como lavar a pedra em água corrente, expô-la à fumaça de ervas como sálvia ou alecrim, ou deixá-la sob a luz da lua para absorver sua energia. Após a purificação, é importante segurá-lo com as mãos e mentalizar a intenção desejada, pronunciando algo como: "Que este cristal energize a água com cura e equilíbrio." Esse processo potencializa a transferência energética para o elixir.

Há duas maneiras principais de preparar o elixir: o método direto e o método indireto.

O método direto é indicado apenas para cristais considerados seguros para imersão na água. Para aplicá-lo, escolha um recipiente de vidro transparente e encha-o com água filtrada ou proveniente de uma fonte natural. Coloque o cristal diretamente dentro do recipiente e posicione-o sob a luz do sol por aproximadamente quatro horas, caso deseje energização voltada à vitalidade e ao vigor. Se o objetivo for uma conexão mais espiritual, opte por deixá-lo sob a luz da lua durante toda a noite. Ao término do período de energização, retire o cristal e armazene a água em um frasco de vidro limpo, pronta para ser utilizada.

O método indireto é mais seguro para cristais que podem conter elementos tóxicos ou solúveis em água. O processo inicia-se ao encher um recipiente de vidro com água filtrada. Em seguida, coloca-se o cristal dentro de um copo menor ou dentro de um saquinho de vidro, que deve ser posicionado dentro do recipiente maior, sem permitir o contato direto com a água. O restante do processo segue as mesmas diretrizes do método direto: a exposição ao sol por quatro horas promove vitalidade, enquanto a exposição à lua proporciona uma energia mais sutil e espiritualizada. Ao final do processo, o elixir deve ser armazenado da mesma forma.

Uma vez preparado, o elixir pode ser utilizado de diversas maneiras, sendo a ingestão um dos métodos mais comuns. Para o uso interno, recomenda-se beber um copo do elixir ao acordar ou antes de dormir, permitindo que as energias do cristal sejam assimiladas pelo organismo. Ele também pode ser ingerido ao longo do dia, conforme necessário, para manutenção do equilíbrio energético. Contudo, é essencial lembrar que se houver qualquer dúvida quanto à toxicidade do cristal, a ingestão deve ser evitada, restringindo-se apenas ao uso externo.

Para aplicação tópica, o elixir pode ser passado diretamente sobre a pele, ajudando a aliviar inflamações e a promover a harmonização energética. Um algodão embebido no elixir pode ser utilizado para limpar áreas específicas do corpo, como os chakras ou regiões onde haja tensão energética, favorecendo o reequilíbrio da energia vital.

Outra forma poderosa de uso é como spray energético, ideal para purificação de ambientes e da aura. Para isso, basta transferir o elixir para um borrifador e utilizá-lo para energizar roupas, objetos ou espaços. Quando aplicado ao redor do corpo, ele auxilia no aumento da vibração energética, proporcionando uma sensação de leveza e bem-estar.

Para garantir a durabilidade e a eficácia do elixir, ele deve ser armazenado corretamente. O ideal é mantê-lo na geladeira, o que ajuda a preservar suas propriedades e evita contaminação. O consumo deve ocorrer dentro de três dias para garantir sua potência energética. Caso seja necessário prolongar sua validade, pode-se adicionar algumas gotas de álcool de cereais ou vinagre de maçã, ambos conservantes naturais.

Com essa prática simples, os elixires de cristais Arcturianos tornam-se uma ferramenta poderosa para a cura vibracional, promovendo o equilíbrio do corpo, da mente e do espírito.

26: Grade de Cristais

As grades de cristais são formações geométricas compostas por cristais Arcturianos que amplificam e direcionam a energia para um propósito específico, como cura, proteção, manifestação ou equilíbrio energético. Elas criam um campo vibracional poderoso, potencializando intenções e harmonizando o ambiente.

Para montar uma grade de cristais Arcturianos, é essencial seguir um processo cuidadoso e intencional, garantindo que a energia flua de maneira harmoniosa e potente. O primeiro passo é definir claramente a intenção da grade. Antes de iniciar a montagem, reserve um momento para refletir sobre o propósito específico que deseja alcançar. A intenção pode estar relacionada à cura física ou emocional, à proteção energética, à manifestação de desejos e prosperidade ou ao equilíbrio e harmonização espiritual. Ao definir sua intenção, formule-a em uma afirmação positiva e direta, como, por exemplo: "Esta grade fortalece minha energia, promove cura e harmonia ao meu redor." Essa declaração ajudará a direcionar a energia da grade de maneira mais eficaz.

Com a intenção bem estabelecida, é hora de escolher os cristais mais adequados para potencializar o objetivo desejado. Os cristais Arcturianos possuem diferentes propriedades energéticas, e selecionar os corretos fará toda a diferença. Para cura, o Cristal Arcturiano Verde auxilia na recuperação física, enquanto o Cristal Rosa é ideal para curas emocionais. Se a proteção energética for o foco, o Cristal Arcturiano Azul ajudará a criar uma barreira protetora, e o Cristal Violeta atuará na transmutação de energias negativas. Para manifestação de desejos e prosperidade, o Cristal Arcturiano Dourado é a melhor escolha. Já para equilíbrio espiritual, o Cristal Arcturiano Branco ou Transparente ajudará a elevar a vibração do ambiente e da pessoa que estiver trabalhando com a grade.

Antes de posicioná-los, os cristais precisam ser purificados e energizados. A purificação pode ser feita de diferentes maneiras, como lavá-los em água corrente (preferencialmente de uma fonte natural), deixá-los sob a luz da lua ou passar cada cristal pela fumaça de ervas como sálvia ou palo santo. Após a limpeza, segure cada cristal nas mãos, feche os olhos e mentalize sua intenção, impregnando neles a energia que deseja manifestar através da grade.

O próximo passo é escolher um local adequado para a montagem da grade. O espaço deve ser tranquilo e livre de interferências externas, podendo ser um altar, uma mesa ou um canto especial do ambiente. Além disso, a base da grade pode ser um tecido com padrões de geometria sagrada desenhados, como a Flor da Vida, a Estrela de Davi ou mandalas, ou pode-se criar um padrão intuitivo, respeitando a disposição natural dos cristais e sua conexão com a intenção.

A disposição dos cristais segue uma formação geométrica específica, que ajudará a canalizar e direcionar a energia. O primeiro a ser posicionado é o cristal central, que será o ponto focal da grade e amplificará a intenção. Em seguida, os demais cristais são distribuídos ao redor do cristal central, formando padrões como triângulos, hexágonos ou círculos. Cada formação tem um propósito: o triângulo é indicado para manifestação e proteção; o hexágono, para equilíbrio energético e cura holística; e o círculo, para harmonia e fluxo contínuo de energia. Pequenos cristais podem ser adicionados entre os pontos principais para conectar as energias e criar um fluxo mais dinâmico.

Após posicionar todos os cristais, a grade precisa ser ativada. Para isso, pode-se utilizar um bastão de cristal ou simplesmente a própria mão. Com gestos suaves, passe o bastão ou a ponta dos dedos sobre cada cristal, traçando linhas imaginárias que os conectam energeticamente. Enquanto realiza esse processo, visualize um feixe de luz percorrendo a grade, unindo os cristais e expandindo sua energia para o ambiente. Caso sinta vontade, pode reforçar sua intenção verbalizando-a em voz alta, consolidando ainda mais o propósito da grade.

Com a grade ativada, seu uso pode ser potencializado através da meditação diária ao seu lado, fortalecendo constantemente a intenção programada. Recomenda-se que a grade permaneça montada por pelo menos sete dias ou até que se perceba que sua energia cumpriu o propósito desejado. Para manter sua eficácia, a ativação pode ser repetida periodicamente, reforçando o fluxo energético.

A manutenção da grade também é um aspecto importante. Periodicamente, os cristais devem ser limpos energeticamente para garantir que continuem vibrando em sua frequência ideal. Quando sentir que a grade já cumpriu seu papel, o processo de desmontagem deve ser feito com gratidão. Retire os cristais um a um, agradecendo pela energia compartilhada, e guarde-os cuidadosamente para usos futuros. Assim, a grade de cristais Arcturianos se torna um poderoso amplificador energético, auxiliando na materialização de intenções e na harmonização do ambiente.

27: Cromoterapia com Cristais

A cromoterapia com cristais Arcturianos combina a energia dos cristais e das cores para harmonizar o corpo físico, emocional e espiritual. Cada cor possui uma vibração específica que influencia os chakras e os campos energéticos, potencializando a cura e o equilíbrio.

Para iniciar a aplicação da cromoterapia com cristais Arcturianos em si mesmo, é essencial definir com clareza a finalidade do tratamento. Antes de qualquer coisa, reflita sobre qual aspecto da sua vida deseja harmonizar. Se a intenção for cura física, a técnica ajudará a estimular a regeneração celular e aliviar dores. Caso o objetivo esteja ligado ao equilíbrio emocional, essa prática auxiliará na redução da ansiedade, do estresse ou até mesmo na superação de traumas. Já para aqueles que buscam expansão espiritual, o uso das cores e dos cristais poderá elevar a vibração e fortalecer a conexão com planos superiores.

Com a finalidade bem estabelecida, o próximo passo é escolher os cristais Arcturianos de acordo com suas cores e propriedades. Cada cristal emana uma frequência específica que se relaciona diretamente com um chakra, promovendo equilíbrio e desbloqueio energético. O Cristal Arcturiano Azul, por exemplo, possui uma vibração calmante que fortalece a comunicação e harmoniza o chakra da garganta, sendo ideal para aqueles que precisam expressar melhor seus sentimentos e ideias. O Cristal Arcturiano Verde, por sua vez, atua diretamente na cura física, auxiliando na regeneração celular e equilibrando o chakra cardíaco, promovendo bem-estar e vitalidade. Já o Cristal Arcturiano Violeta é conhecido por sua capacidade de transmutação de energias negativas, fortalecimento da intuição e ativação do chakra coronário, o que o torna uma excelente escolha para momentos de meditação e conexão espiritual. O Cristal Arcturiano Dourado, por outro lado, amplifica a vitalidade e a prosperidade, atuando sobre o plexo solar e proporcionando uma energia revigorante. Por fim, o Cristal Arcturiano Rosa trabalha o amor próprio e a cura emocional, equilibrando o chakra cardíaco e ajudando a cultivar sentimentos de compaixão e aceitação.

Antes de iniciar a prática, é imprescindível purificar e energizar os cristais. Para isso, escolha um dos métodos recomendados, como a limpeza com água corrente, que ajuda a remover impurezas energéticas acumuladas; a defumação com ervas como sálvia ou palo santo, que purifica e eleva a vibração do cristal; ou a exposição à luz lunar, especialmente durante a lua cheia, para recarregar sua energia. Ao segurar o cristal, concentre-se em sua intenção para o tratamento cromoterápico, visualizando a cor correspondente preenchendo seu campo energético e harmonizando seu corpo e mente.

A aplicação da cromoterapia pode ser realizada de diferentes formas, e a escolha do método dependerá da sua preferência e das suas necessidades no momento. O método direto consiste na aplicação do cristal sobre o corpo. Para isso, deite-se confortavelmente em um ambiente tranquilo e posicione o cristal escolhido sobre o chakra correspondente à cor que deseja trabalhar. Feche os olhos e respire profundamente, visualizando a luz da cor preenchendo cada célula do seu corpo, dissolvendo bloqueios e restaurando o equilíbrio. Permaneça nessa posição por cerca de 10 a 15 minutos, permitindo que a energia do cristal atue de forma sutil e profunda.

Se preferir um método que envolva a utilização de luz colorida, pode-se empregar uma lanterna com um filtro da cor correspondente ao cristal. Basta direcionar a luz para a área do corpo que deseja tratar ou iluminar diretamente o cristal, intensificando sua ação energética. Enquanto faz isso, mentalize a cor fluindo suavemente e envolvendo sua aura, promovendo equilíbrio e bem-estar.

Outra abordagem eficaz é o banho cromoterápico, que combina a energia da água com as vibrações dos cristais. Para esse método, encha um recipiente com água pura e coloque o cristal escolhido dentro, deixando-o ali por algumas horas para que a água absorva suas propriedades. Em seguida, utilize essa água para banhar-se, lavando o rosto, as mãos ou o corpo, permitindo que a energia revitalizante do cristal impregne seu campo energético. Esse processo é especialmente recomendado para momentos de renovação e purificação.

Independentemente do método escolhido, a finalização da prática é um momento essencial. Após a aplicação da cromoterapia, expresse gratidão pela energia recebida e tome um copo de água para ajudar na integração energética. Caso sinta necessidade, registre suas percepções e sensações em um diário, anotando quaisquer mudanças emocionais ou físicas que tenha notado durante ou após a prática.

Se a intenção for aplicar a cromoterapia com cristais Arcturianos em outra pessoa, é importante preparar o ambiente com antecedência. Escolha um espaço silencioso e tranquilo, onde a pessoa possa relaxar sem interrupções. A iluminação suave contribui para uma experiência mais agradável, e o uso de velas coloridas ou tecidos na tonalidade correspondente à intenção do tratamento pode potencializar os efeitos da prática.

Com o ambiente preparado, escolha um cristal adequado para a necessidade da pessoa e purifique-o antes do uso, garantindo que esteja livre de energias residuais. Em seguida, peça para que a pessoa deite-se e relaxe, permitindo-se entregar ao processo. Com delicadeza, posicione o cristal sobre o chakra correspondente ao objetivo do tratamento e, para intensificar o fluxo energético, utilize um bastão de selenita ou quartzo branco, movendo-o suavemente sobre o corpo da pessoa.

A condução da energia cromoterápica pode ser feita de forma intuitiva. Passe as mãos suavemente sobre a área tratada, mentalizando a cor fluindo através do cristal e envolvendo a pessoa em uma vibração harmonizadora. Caso deseje, utilize uma lanterna com um filtro colorido para reforçar a atuação da cor, projetando sua luz sobre o cristal ou diretamente sobre a região tratada.

Após um período de 10 a 15 minutos, remova o cristal e pergunte à pessoa sobre suas sensações. Muitas vezes, ela poderá relatar uma leveza maior, sensação de calor ou frio na área tratada, ou até mesmo emoções que emergem espontaneamente. Oriente-a a descansar por alguns minutos e a beber água para ajudar a potencializar os efeitos da prática. Por fim, lembre-se de limpar o cristal antes de reutilizá-lo, garantindo que ele esteja energeticamente preparado para futuras aplicações.

Ao incorporar essa técnica em sua rotina, a cromoterapia com cristais Arcturianos se torna uma poderosa ferramenta para equilibrar o campo energético e restaurar a harmonia entre corpo, mente e espírito, proporcionando uma jornada profunda de autoconhecimento e cura.

28: Programação de Cristais

A programação de cristais é uma técnica que permite direcionar a energia de um cristal Arcturiano para um propósito específico, como cura, proteção, prosperidade e ascensão espiritual. Ao programar um cristal, você fortalece sua intenção e potencializa suas propriedades energéticas.

Para programar um cristal para uso pessoal, o primeiro passo é escolher cuidadosamente o cristal adequado para a intenção desejada. Cada cristal Arcturiano possui uma vibração específica, que pode ser direcionada para diferentes propósitos energéticos. Se a intenção for promover a cura física e a regeneração celular, o Cristal Arcturiano Verde é a escolha ideal. Para equilíbrio emocional e melhoria na comunicação, o Cristal Arcturiano Azul é recomendado. Já para transmutação energética e proteção espiritual, o Cristal Arcturiano Violeta é o mais indicado. Caso o objetivo seja atrair prosperidade e facilitar a realização de metas, o Cristal Arcturiano Dourado pode ser utilizado. Por fim, para fortalecer o amor próprio e auxiliar na cura emocional, o Cristal Arcturiano Rosa é uma excelente opção.

Depois de escolher o cristal, ele deve passar por um processo de purificação para remover quaisquer energias acumuladas anteriormente. Esse passo é essencial para garantir que a programação ocorra de forma eficaz. Há diversas maneiras de purificar um cristal, e a escolha do método pode depender da preferência pessoal ou do tipo de cristal. Uma opção simples é lavá-lo em água corrente por alguns minutos, visualizando a água levando embora todas as energias residuais. Outra possibilidade é a defumação, passando o cristal pela fumaça de ervas como sálvia, alecrim ou palo santo. A exposição à luz do sol ou da lua também é uma excelente alternativa, sendo a luz do sol indicada para energização intensa e a luz da lua para uma purificação mais suave e espiritualizada.

Após a purificação, é o momento de definir e potencializar a intenção da programação. Para isso, encontre um local tranquilo onde possa se concentrar sem interrupções. Segure o cristal com ambas as mãos, respire profundamente algumas vezes e mentalize com clareza sua intenção. A formulação deve ser sempre específica e positiva, pois isso influencia diretamente na energia armazenada no cristal. Algumas frases que podem ser utilizadas como exemplos incluem: *"Este cristal está programado para promover minha cura e equilíbrio energético"*, *"Este cristal atrai prosperidade e oportunidades para minha vida"*, ou *"Este cristal fortalece minha proteção espiritual e purifica minha energia"*.

Com a intenção bem definida, é necessário ativar o cristal com a sua própria energia. Para isso, feche os olhos e visualize uma luz branca ou dourada emanando das suas mãos e envolvendo o cristal. Essa luz simboliza a energia sendo transferida para ele. Enquanto realiza essa visualização, repita mentalmente ou em voz alta a intenção escolhida pelo menos três vezes. Esse reforço verbal ajuda a consolidar a programação dentro do cristal. Para potencializar ainda mais essa ativação, você pode desenhar símbolos sagrados na superfície do cristal, como a Flor da Vida ou um símbolo de Reiki, que são conhecidos por amplificar vibrações energéticas.

Após a programação, segure o cristal por alguns instantes e sintonize-se com sua nova energia. Esse momento é importante para sentir a conexão com o cristal e garantir que ele está alinhado ao propósito desejado. Para armazená-lo, escolha um local especial e seguro, como um altar, uma caixinha de madeira ou uma bolsa de veludo, protegendo-o de influências externas. Sempre que sentir necessidade de reforçar a intenção programada, basta segurar o cristal novamente, fechando os olhos e visualizando sua energia fluindo em sincronia com seu propósito.

Caso a programação do cristal seja feita para outra pessoa, há alguns cuidados adicionais a serem tomados. O primeiro e mais importante é obter a permissão da pessoa, pois a receptividade à energia do cristal influencia diretamente na eficácia da programação. Explique a ela os benefícios da técnica e pergunte se há uma intenção específica que gostaria de manifestar.

Com o consentimento da pessoa, escolha o cristal mais adequado para sua necessidade e realize o mesmo processo de purificação mencionado anteriormente, garantindo que ele esteja energeticamente neutro antes da programação. Em seguida, segure o cristal entre as mãos e visualize uma luz dourada envolvendo-o, simbolizando a ativação energética. Enquanto faz isso, mentalize a pessoa recebendo os benefícios da energia do cristal, visualizando-a em um estado de equilíbrio e harmonia. Para fortalecer a programação, você pode dizer em voz alta algo como: *"Este cristal está programado para fortalecer a energia e auxiliar [nome da pessoa] em [intenção específica]"*.

Após a finalização da programação, entregue o cristal à pessoa e explique como ela pode utilizá-lo da melhor forma. Recomende que ela segure o cristal regularmente para reforçar a conexão energética, além de mantê-lo em um local especial e protegido.

Para garantir que a programação do cristal permaneça ativa por longos períodos, é importante realizar manutenções periódicas. Isso pode ser feito repetindo o processo de ativação sempre que sentir necessidade. Além disso, é recomendado evitar que outras pessoas toquem no cristal programado, pois isso pode interferir em sua vibração. Caso perceba que a energia do cristal está enfraquecendo, uma nova purificação e programação podem ser feitas, seja para reforçar a intenção original ou para definir um novo propósito.

Ao seguir essas práticas, os cristais Arcturianos tornam-se poderosas ferramentas de manifestação, auxiliando na cura, proteção e equilíbrio energético de forma personalizada. A programação consciente e intencional desses cristais permite alinhar suas energias às necessidades individuais, tornando-os aliados valiosos no caminho do autoconhecimento e evolução espiritual.

29: Limpeza Energética de Ambientes

A limpeza energética de ambientes com cristais Arcturianos ajuda a remover energias densas e negativas, restaurando a harmonia e criando um espaço protegido e propício à cura e ao bem-estar. Essa técnica pode ser aplicada em residências, locais de trabalho ou qualquer ambiente que necessite de purificação.

Para realizar a limpeza energética de um ambiente com cristais Arcturianos, é essencial seguir um processo cuidadoso que envolve a escolha dos cristais apropriados, a preparação adequada e a aplicação do método de purificação mais alinhado com as necessidades do espaço. Esse processo garante que o local fique livre de energias densas e que sua vibração seja elevada, promovendo harmonia e proteção.

O primeiro passo é selecionar os cristais mais indicados para essa finalidade. O Cristal Arcturiano Violeta é excelente para transmutar energias negativas e elevar a vibração do ambiente, enquanto o Cristal Arcturiano Branco ou Transparente é ideal para purificação e equilíbrio energético. Se a intenção for criar um ambiente de serenidade e proteção, o Cristal Arcturiano Azul é a melhor escolha. Já o Cristal Arcturiano Dourado tem a capacidade de amplificar a energia positiva e fortalecer a vibração do espaço.

Antes de usar os cristais, é fundamental purificá-los para remover quaisquer resquícios de energia acumulada. Isso pode ser feito de diversas maneiras. Um dos métodos mais eficazes é a defumação com ervas como sálvia, alecrim ou palo santo, que possuem propriedades purificadoras naturais. Outra opção é lavar os cristais em água corrente, caso sejam resistentes à água, permitindo que a energia estagnada seja levada embora. Também é possível recarregar os cristais expondo-os à luz solar ou lunar, garantindo que sua força vibracional esteja no auge para o processo de limpeza energética.

Com os cristais devidamente preparados, é hora de escolher o método de limpeza energética mais adequado para o ambiente.

Uma das formas mais simples e eficazes é a distribuição estratégica dos cristais pelo espaço. Colocar um cristal próximo à entrada ajuda a barrar energias indesejadas antes que elas adentrem o local. Posicionar cristais nos cantos do cômodo auxilia na dissipação de energias acumuladas, enquanto um cristal colocado no centro do ambiente funciona como um irradiador de equilíbrio energético. Esse método é ideal para quem deseja manter a purificação de maneira constante, bastando limpar os cristais regularmente para preservar sua potência.

Outra abordagem poderosa é a passagem ativa do cristal pelo ambiente. Para isso, basta segurar um cristal programado para purificação com a mão dominante e caminhar pelo local, movimentando-o no ar com gestos circulares ou suaves. Durante esse processo, é recomendável visualizar uma luz violeta ou branca preenchendo todo o espaço, dissolvendo qualquer energia densa presente. Para potencializar o efeito, pode-se repetir mentalmente ou em voz alta uma afirmação positiva, como: "Este ambiente está purificado e preenchido com luz e harmonia." Esse método é especialmente útil para limpezas rápidas e eficazes após eventos desgastantes, como discussões ou visitas de pessoas com energia carregada.

Para aqueles que preferem um método mais sutil e contínuo, o elixir de cristais é uma excelente alternativa. Ele é preparado ao deixar um Cristal Arcturiano em um recipiente com água filtrada por algumas horas, permitindo que a vibração do cristal impregne o líquido. Depois, basta transferir o elixir para um borrifador e aplicá-lo nos cantos do ambiente, na entrada e até mesmo nos móveis. Esse método é altamente recomendado para locais que sofrem com energia estagnada ou sensação de peso, pois espalha a vibração dos cristais de maneira uniforme e delicada.

Outra técnica extremamente eficaz para a limpeza e proteção contínua do espaço é a criação de uma grade de cristais. Para isso, cristais Arcturianos previamente programados para purificação devem ser posicionados ao redor do ambiente, formando um círculo ou uma estrela de seis pontas. Essa configuração geométrica potencializa a energia dos cristais, criando um campo vibracional de proteção ao redor do local. Para ativar a grade, basta mentalizar um escudo de luz envolvendo todo o ambiente, garantindo equilíbrio e segurança energética de forma permanente.

Independentemente do método escolhido, é importante realizar a manutenção regular da limpeza energética. Sempre que houver visitas, discussões ou qualquer alteração significativa no ambiente, recomenda-se repetir o processo para restaurar a harmonia do local. Além disso, os cristais devem ser limpos periodicamente para que continuem vibrando em sua máxima potência.

Para potencializar ainda mais os efeitos da limpeza, é interessante cultivar hábitos que mantenham a energia do ambiente elevada no dia a dia. O uso de incensos, a presença de plantas e a prática de boas intenções ao ocupar o espaço são maneiras eficazes de garantir um local sempre harmonioso e protegido.

Seguindo esses passos, os cristais Arcturianos atuam como poderosos aliados na transformação energética de qualquer ambiente, promovendo um espaço de equilíbrio, bem-estar e proteção para todos que o frequentam.

30: Harmonização dos Chakras

A harmonização dos chakras com cristais Arcturianos ajuda a remover bloqueios energéticos e restaurar o fluxo da energia vital. Quando os chakras estão alinhados, há um equilíbrio entre o corpo físico, emocional, mental e espiritual, promovendo bem-estar integral.

Para harmonizar os chakras em si, o primeiro passo é escolher os cristais correspondentes a cada centro energético. Os cristais Arcturianos possuem vibrações específicas que ressoam com cada chakra, promovendo equilíbrio e alinhamento. O chakra coronário, localizado no topo da cabeça, é ativado pelo Cristal Arcturiano Violeta, cuja cor vibrante auxilia na conexão espiritual. O terceiro olho, entre as sobrancelhas, se beneficia do Cristal Arcturiano Azul Índigo, ampliando a intuição e a clareza mental. Para o chakra da garganta, situado na base do pescoço, utiliza-se o Cristal Arcturiano Azul Claro, favorecendo a comunicação e a expressão autêntica. No centro do peito, o chakra cardíaco pode ser equilibrado tanto com o Cristal Arcturiano Verde, que estimula a cura e o amor incondicional, quanto com o Cristal Arcturiano Rosa, que fortalece os sentimentos de compaixão e acolhimento. O plexo solar, posicionado acima do umbigo, encontra sua harmonia no Cristal Arcturiano

Dourado, irradiando força pessoal e confiança. Já o chakra sacral, localizado abaixo do umbigo, ressoa com o Cristal Arcturiano Laranja, estimulando a criatividade e a vitalidade. Por fim, o chakra raiz, na base da coluna, é fortalecido pelo Cristal Arcturiano Vermelho, proporcionando aterramento e estabilidade.

Após selecionar os cristais apropriados, é essencial purificá-los e energizá-los antes do uso. A limpeza pode ser feita por diferentes métodos, como a imersão em água corrente, a defumação com ervas como sálvia ou palo santo, ou a exposição à luz do sol ou da lua. Durante esse processo, é importante segurar cada cristal e mentalizar a intenção de alinhamento dos chakras, potencializando sua energia para a harmonização.

Preparar-se para a sessão de harmonização é um passo fundamental. Escolha um ambiente tranquilo, onde não haja interrupções. Deite-se de costas sobre uma superfície confortável e relaxe profundamente, respirando de maneira lenta e consciente para aquietar a mente e preparar o corpo para a recepção da energia.

Com o corpo relaxado, posicione os cristais diretamente sobre os chakras correspondentes. Feche os olhos e visualize cada um deles irradiando sua cor específica, girando livremente e expandindo sua energia. Essa visualização ajuda a potencializar o efeito dos cristais, permitindo que sua vibração se integre ao fluxo energético do corpo.

Para ativar a energia dos cristais, concentre-se na respiração e imagine uma luz branca brilhante fluindo pelo seu corpo, limpando e alinhando cada chakra.

Permaneça deitado por 15 a 20 minutos, permitindo que os cristais ajam na restauração do equilíbrio energético.

Ao finalizar a prática, remova os cristais lentamente, começando pelo chakra raiz e subindo até o coronário. Agradeça mentalmente pelo processo de harmonização recebido e, para integrar melhor a energia ao seu corpo físico, beba um copo de água. Essa etapa final auxilia na fixação da nova frequência vibracional e promove uma sensação duradoura de bem-estar.

Se a intenção for harmonizar os chakras de outra pessoa, o processo deve ser adaptado para garantir que ela também receba a energia dos cristais de maneira eficaz. Comece preparando o ambiente, escolhendo um local tranquilo, com iluminação suave e, se possível, uma música relaxante ao fundo para favorecer um estado de serenidade. Peça à pessoa que se deite de costas e relaxe, respirando profundamente para acalmar a mente.

Assim como na autoaplicação, escolha os cristais adequados para os chakras da pessoa e purifique-os antes de utilizá-los. A limpeza e a energização são passos fundamentais para garantir que os cristais estejam prontos para atuar de forma eficaz na harmonização.

Com os cristais preparados, posicione-os sobre os chakras correspondentes do corpo da pessoa. Se necessário, ajuste suas posições para garantir que estejam bem alinhados. Oriente-a a manter uma respiração tranquila e profunda, permitindo que a energia dos cristais flua naturalmente.

Para ativar a harmonização energética, utilize um bastão de selenita ou quartzo branco, movendo-o suavemente sobre os cristais em um fluxo contínuo, conectando-os energeticamente. Enquanto faz isso, mentalize uma luz brilhante percorrendo todos os chakras da pessoa, dissolvendo bloqueios e restaurando o fluxo energético saudável.

Após aproximadamente 15 a 20 minutos, inicie o processo de finalização. Remova os cristais na ordem correta, do chakra raiz ao coronário, permitindo que a energia se estabilize gradualmente. Peça à pessoa que abra os olhos devagar e compartilhe como se sente. Recomende que ela beba um copo de água e descanse por alguns minutos para absorver melhor a harmonização.

Para manter os chakras equilibrados no dia a dia, algumas práticas podem ser incorporadas à rotina. Sempre que sentir sinais de desarmonia, repita essa técnica de harmonização para restaurar o fluxo energético. A meditação com um cristal específico sobre o chakra correspondente também é uma ótima forma de reforçar o alinhamento. Além disso, o uso contínuo de acessórios como colares ou pulseiras de cristais Arcturianos pode ajudar a manter a vibração equilibrada ao longo do tempo.

Ao integrar essa prática à sua vida, os cristais Arcturianos tornam-se aliados poderosos no equilíbrio energético, promovendo uma sensação profunda de leveza, bem-estar e harmonia integral.

Ao escolher seus cristais Arcturianos, confie em sua intuição. Sinta a energia do cristal e escolha aquele que ressoa com você e com suas necessidades.

Para cuidar dos seus cristais, limpe-os regularmente com água corrente, deixe-os expostos à luz do sol ou da lua para energizá-los, e guarde-os em local seguro e protegido.

Integrar os cristais Arcturianos em sua jornada de cura é abrir-se para uma experiência de profunda transformação e reconexão com a própria essência. Cada cristal carrega em si uma frequência única, pronta para colaborar com seu processo de equilíbrio e evolução. Ao utilizá-los com intenção e respeito, você potencializa suas capacidades curativas, criando um fluxo contínuo de energia que harmoniza mente, corpo e espírito. Essa conexão sutil com os cristais transcende o uso físico e se expande para um diálogo energético, onde a sintonia com suas vibrações revela novos caminhos de cura e autoconhecimento.

A relação com os cristais Arcturianos também ensina sobre a importância do cuidado e da reciprocidade. Assim como eles nos oferecem suporte energético, é essencial mantê-los limpos e energeticamente renovados. Esse cuidado constante fortalece o vínculo entre você e o cristal, tornando a interação mais fluida e eficaz. Com o tempo, essa prática se torna parte de um ritual sagrado, no qual cada gesto de atenção e gratidão reverbera em seu campo energético, intensificando a troca de energia e aprofundando a conexão espiritual.

Permita-se explorar a sabedoria contida em cada cristal, reconhecendo-os como aliados em sua jornada de cura multidimensional. Seja por meio de meditações, grades energéticas ou simples momentos de contemplação, os cristais Arcturianos podem ser guias silenciosos, despertando em você a lembrança de seu verdadeiro poder e propósito. Assim, com amor e intenção, cada cristal se torna uma ponte entre o terreno e o divino, conduzindo você a estados mais elevados de consciência e bem-estar integral.

Parte 3

31: Geometria Sagrada

Os Arcturianos detêm um conhecimento profundo sobre a estrutura vibracional do universo, compreendendo que tudo o que existe é regido por padrões matemáticos e formas geométricas que expressam a essência da criação. Para eles, a Geometria Sagrada não é apenas um conceito abstrato, mas uma ferramenta ativa para interagir com as forças cósmicas, equilibrar frequências energéticas e acessar dimensões superiores da existência. Cada forma, proporção e sequência numérica carrega uma assinatura vibracional específica, capaz de influenciar a matéria e a consciência. Através desse entendimento, os Arcturianos empregam a Geometria Sagrada para harmonizar ambientes, facilitar processos de ascensão espiritual e restaurar a integridade energética de seres e sistemas planetários.

A interligação entre a Geometria Sagrada e a manifestação da realidade é um dos princípios fundamentais que regem suas práticas. Eles compreendem que, ao manipular padrões geométricos específicos, podem reorganizar a estrutura energética subjacente a qualquer aspecto da existência. Em suas naves e templos etéricos, utilizam formas como o cubo de Metatron, a Flor da Vida e o Merkaba para estabilizar frequências e criar campos de alta ressonância vibracional. Esses padrões não apenas servem como matrizes de criação, mas também atuam como portais interdimensionais, permitindo que consciências transitem entre diferentes planos de realidade. Dessa forma, a Geometria Sagrada torna-se uma chave para o entendimento da tessitura universal e para o alinhamento com as leis cósmicas.

Civilizações antigas, como os egípcios, os gregos e os maias, intuíam fragmentos desse conhecimento e o incorporavam em suas arquiteturas e rituais sagrados. No entanto, os Arcturianos, com sua sabedoria avançada, desenvolveram essa ciência de maneira ainda mais aprofundada, revelando os códigos ocultos que permeiam a criação. Em sua perspectiva, a Geometria Sagrada não apenas reflete a ordem do cosmos, mas também possibilita transformações profundas no nível celular e espiritual. Ao aplicar esses princípios em suas tecnologias de cura, conseguem reconfigurar estruturas energéticas desequilibradas, restaurando padrões originais de harmonia e alinhamento. Assim, seu domínio sobre essa linguagem universal os torna mestres na arte de utilizar a forma, a luz e a vibração para promover o equilíbrio em todos os níveis da existência.

ocultos e aplicando-os de maneira precisa para influenciar a matéria e a consciência. Para eles, cada forma geométrica possui uma vibração específica e um propósito dentro da estrutura universal. O círculo, por exemplo, simboliza a unidade e a totalidade, enquanto o triângulo representa a tríade fundamental da criação, como corpo, mente e espírito. O cubo, por sua vez, manifesta a estabilidade e a concretização da energia no plano material. Essas formas não são apenas representações simbólicas, mas ferramentas ativas que, quando empregadas corretamente, podem alterar padrões energéticos, abrir portais dimensionais e promover a ascensão espiritual.

Os Arcturianos utilizam essa ciência em diversas áreas, desde a arquitetura de suas naves e templos etéricos até as tecnologias de cura que desenvolvem. Suas estruturas são construídas com base em padrões geométricos altamente ressonantes, garantindo que os espaços mantenham uma frequência elevada e favoreçam a expansão da consciência. Suas câmaras de cura, por exemplo, são projetadas a partir da Flor da Vida, uma matriz geométrica que contém em si a sequência fundamental da criação. Dentro dessas câmaras, os Arcturianos empregam luzes, sons e formas geométricas para restaurar a harmonia dos corpos sutis, promovendo curas profundas tanto no nível físico quanto no espiritual.

Além disso, a Geometria Sagrada também é aplicada nos processos de ativação do Merkaba, o campo energético de luz que envolve cada ser e possibilita o acesso a estados superiores de consciência. O Merkaba, representado por dois tetraedros entrelaçados, simboliza a união das energias masculina e feminina e a interconexão entre os mundos material e espiritual. Quando devidamente ativado, ele permite viagens interdimensionais e facilita o alinhamento com os fluxos cósmicos da criação. Os Arcturianos ensinam que a ativação desse campo de luz não é apenas um exercício mental, mas um processo que envolve o alinhamento vibracional, a intenção pura e a conexão com as frequências superiores do universo.

Outro aspecto fundamental do uso da Geometria Sagrada pelos Arcturianos está relacionado à harmonização ambiental e planetária. Eles compreendem que os campos energéticos dos planetas também respondem a padrões geométricos e, por isso, utilizam essa ciência para estabilizar frequências e auxiliar na evolução coletiva. Em momentos de transição planetária, projetam mandalas de luz baseadas na Geometria Sagrada para restaurar o equilíbrio energético e facilitar a ressonância com as frequências mais elevadas. Essas mandalas não são apenas desenhos simbólicos, mas estruturas vibracionais que atuam diretamente sobre os campos sutis da Terra, promovendo uma recalibração energética essencial para o processo de ascensão.

A aplicação prática desse conhecimento também pode ser incorporada no cotidiano humano. Os Arcturianos ensinam que a meditação com formas geométricas pode amplificar a conexão espiritual e reequilibrar a energia pessoal. Um dos métodos mais utilizados é a visualização da Flor da Vida ao redor do corpo, imaginando-a pulsando em luz dourada e irradiando harmonia para todas as células. Outro exercício poderoso é a construção mental de um dodecaedro ao redor do campo energético, permitindo que sua vibração refinada eleve a frequência pessoal e favoreça estados de expansão da consciência.

A Geometria Sagrada, portanto, não é apenas um conceito abstrato, mas uma ferramenta viva que, quando compreendida e aplicada corretamente, possibilita uma conexão direta com a estrutura fundamental do universo. Os Arcturianos, com sua profunda compreensão dessa ciência, utilizam-na para criar realidades, harmonizar dimensões e expandir a consciência para além dos limites da percepção comum. Seu conhecimento nos convida a redescobrir essa linguagem universal e a utilizá-la como um meio de transformação pessoal e coletiva, despertando a lembrança de nossa própria natureza divina e do fluxo ordenado que permeia toda a criação.

Princípios da Geometria Sagrada

32: Unidade

A interligação entre todas as formas de existência manifesta-se de maneira sublime na Geometria Sagrada, um conhecimento ancestral que revela os padrões fundamentais da criação. Cada estrutura geométrica presente na natureza, desde os flocos de neve até as espirais galácticas, expressa a harmonia subjacente do universo, refletindo a unidade essencial que permeia toda a existência. Compreender essa conexão profunda permite que a mente transcenda a ilusão da separação, reconhecendo que tudo o que existe faz parte de um grande tecido energético. Esse reconhecimento não é apenas teórico, mas vivencial, proporcionando uma expansão da consciência que transcende as limitações da percepção cotidiana. Dessa forma, ao mergulhar na Geometria Sagrada, não se trata apenas de contemplar formas, mas de experimentar diretamente a interconectividade do cosmos e a presença da unidade em todas as coisas.

A harmonização energética por meio da Geometria Sagrada se dá pela ressonância entre os padrões universais e a estrutura interna de cada ser. Assim como as células do corpo seguem um design preciso, alinhado às proporções áureas e às formas geométricas fundamentais, o campo energético humano responde à presença de símbolos sagrados, ampliando sua vibração e sintonia com as frequências superiores. Ao interagir com padrões como a Flor da Vida, o Merkaba e o Cubo de Metatron, ocorre um alinhamento natural que facilita a conexão com o fluxo cósmico e estimula o despertar espiritual. Essa interação energética não se limita à esfera individual, mas reverbera em todos os aspectos da existência, promovendo equilíbrio, clareza mental e uma profunda sensação de pertencimento ao todo. Ao integrar essa sabedoria no dia a dia, é possível transformar não apenas a percepção da realidade, mas a própria experiência de vida, tornando-a mais fluida, harmoniosa e consciente.

A prática da Geometria Sagrada como ferramenta de elevação espiritual envolve tanto a contemplação desses padrões quanto a imersão na vibração que eles emanam. Criar um espaço dedicado à conexão com essas formas geométricas permite que o ambiente se torne um portal energético para estados ampliados de consciência. Dispor símbolos sagrados em locais estratégicos, meditar visualizando estruturas geométricas ou simplesmente observar a simetria perfeita presente na natureza são formas de sintonizar-se com essa linguagem universal. Quando a mente se abre para essa percepção, ocorre um profundo realinhamento interior, dissolvendo bloqueios energéticos e expandindo a consciência para além das fronteiras do eu individual. Dessa forma, a Geometria Sagrada não apenas revela a unidade da criação, mas também se torna um meio de vivenciá-la plenamente, permitindo que cada ser humano reconheça sua conexão inata com o infinito.

Para iniciar essa jornada rumo à Unidade através da Geometria Sagrada, é essencial preparar o ambiente de forma adequada, criando um espaço propício à conexão energética e espiritual. Escolha um local tranquilo, onde você não será interrompido, garantindo que toda a atenção esteja voltada ao processo. Para potencializar a energia do espaço, acenda uma vela ou utilize incensos de sua preferência, permitindo que o aroma e a chama suave elevem a vibração ao redor. Além disso, posicione símbolos sagrados como a Flor da Vida, o Merkaba ou o Cubo de Metatron em pontos estratégicos do ambiente. Esses símbolos possuem padrões geométricos que ressoam com a estrutura do universo, auxiliando na harmonização energética e facilitando a conexão com o todo.

Uma vez que o ambiente esteja devidamente preparado, o próximo passo é o alinhamento da intenção. Sente-se confortavelmente, com a coluna ereta, e respire profundamente algumas vezes. Permita que cada inspiração e expiração relaxe seu corpo e acalme sua mente. Em seguida, feche os olhos e visualize um campo de energia dourado ao seu redor. Sinta essa energia preenchendo cada célula do seu corpo e expandindo-se gradualmente, conectando-o à Fonte Criadora. Mentalize sua intenção de se integrar à unidade cósmica, reconhecendo que você, os seres vivos e todo o universo fazem parte de um único fluxo energético. Quanto mais clara for essa intenção, mais profundo será o efeito dessa prática.

Agora, entre na etapa da meditação de conexão. Concentre-se no centro do seu peito e visualize uma esfera de luz branca pulsando suavemente em seu coração. Imagine essa luz crescendo e irradiando-se para além do seu corpo, envolvendo tudo ao seu redor. Aos poucos, essa luz se expande ainda mais, alcançando todas as pessoas, seres vivos e até mesmo a própria Terra. Permita-se dissolver nessa luz, sentindo que não há separação entre você e o universo. Você é o todo, e o todo é você. Permaneça nesse estado de contemplação e conexão por pelo menos dez minutos, permitindo que sua consciência se expanda e perceba essa interligação profunda.

Se desejar compartilhar essa experiência e auxiliar outra pessoa a sentir a unidade, conduza-a nesse processo de maneira cuidadosa. Explique cada etapa e incentive-a a seguir os mesmos passos, garantindo que ela esteja confortável e receptiva. Caso perceba alguma dificuldade, auxilie-a através de uma meditação guiada, narrando cada parte do processo de conexão com o todo. Para potencializar a experiência, utilize símbolos da Geometria Sagrada próximos ao campo energético da pessoa. Você pode projetar mentalmente ou fisicamente a imagem da Flor da Vida ou do Cubo de Metatron sobre ela, facilitando a percepção da unidade e fortalecendo sua conexão espiritual.

Após a meditação, é essencial ancorar a experiência e finalizar o processo de maneira consciente. Peça à pessoa para respirar profundamente algumas vezes, trazendo sua consciência de volta ao corpo físico e ao momento presente. Reforce a experiência incentivando-a a expressar em palavras como se sentiu durante o processo. O ato de verbalizar permite que a experiência se torne mais concreta e integrada à consciência. Finalize o processo com um gesto de gratidão, agradecendo à Fonte Criadora e ao próprio campo energético pela oportunidade de conexão e alinhamento.

Os benefícios dessa prática são inúmeros e profundos. A expansão da consciência e a percepção do todo se tornam cada vez mais presentes na vida cotidiana, trazendo uma nova visão sobre a realidade e o próprio ser. A conexão espiritual é fortalecida, proporcionando um senso de pertencimento e harmonia. Além disso, a prática contribui para a redução de sentimentos de separação e isolamento, promovendo uma sensação de unidade e amor incondicional. Por fim, a frequência vibracional se eleva, permitindo um estado de maior equilíbrio e sintonia com as energias universais.

33: Padrões

A estrutura do universo revela padrões geométricos que se repetem desde as menores partículas até as vastas galáxias, expressando uma ordem cósmica que permeia toda a existência. A Geometria Sagrada, ao manifestar essas formas primordiais, não apenas reflete a harmonia do universo, mas também atua como uma poderosa ferramenta de conexão energética e expansão da consciência. Esses padrões, como a Espiral Dourada, a Flor da Vida e o Cubo de Metatron, representam a organização fundamental da matéria e da energia, tornando-se chaves para a compreensão da interconectividade entre o ser humano e o todo. Ao observar e interagir com essas formas geométricas, a mente se alinha naturalmente a frequências superiores, facilitando processos de equilíbrio, ativação espiritual e cura. Essa sintonia não é meramente visual ou intelectual, mas vibracional, influenciando diretamente a estrutura energética de cada indivíduo e permitindo uma reconexão com o fluxo harmônico da criação.

O uso consciente da Geometria Sagrada na harmonização energética envolve tanto a contemplação dos padrões quanto sua aplicação prática em ambientes e processos meditativos. Criar um espaço onde essas formas estejam presentes, seja por meio de imagens, objetos ou mentalizações, contribui para elevar a vibração do local e intensificar a sintonia com as forças universais. Quando um símbolo sagrado como a Flor da Vida está presente, por exemplo, ele ressoa com os mesmos padrões que estruturam a natureza e o corpo humano, promovendo equilíbrio e estabilidade. Da mesma forma, a Espiral Dourada, refletida em fenômenos naturais como conchas e galáxias, inspira expansão e crescimento interior. Trabalhar com essas formas geométricas permite acessar estados ampliados de percepção, dissolvendo bloqueios energéticos e facilitando o alinhamento com frequências mais elevadas. Essa prática, além de restaurar o equilíbrio interno, amplia a consciência sobre a presença desses padrões em todas as manifestações da realidade, fortalecendo a conexão entre o indivíduo e o universo.

A incorporação da Geometria Sagrada na rotina espiritual proporciona uma jornada de autoconhecimento e integração com as leis cósmicas. Meditar com essas formas, visualizar sua presença no corpo energético ou aplicá-las em práticas terapêuticas são formas de ancorar sua energia no dia a dia. À medida que a percepção se expande, torna-se mais fácil reconhecer a unidade subjacente a todas as coisas, dissolvendo a ilusão da separação e promovendo um estado de conexão profunda com a inteligência universal. Ao compreender que os mesmos padrões que organizam as galáxias também estruturam a biologia humana, surge uma nova perspectiva sobre a vida e o próprio ser, trazendo maior clareza, harmonia e equilíbrio. Dessa maneira, a Geometria Sagrada não apenas se revela como um conhecimento ancestral valioso, mas também como um caminho prático para elevar a vibração pessoal e sintonizar-se com a ordem perfeita do universo.

Para iniciar essa prática de harmonização energética através da Geometria Sagrada, é essencial criar um ambiente propício à conexão e à percepção dos padrões universais. Escolha um local tranquilo, limpo e organizado, onde você se sinta confortável e livre de distrações. Para potencializar a experiência, utilize imagens ou objetos que representem padrões geométricos sagrados, como mandalas, cristais gravados com a Flor da Vida ou figuras do Cubo de Metatron. Esses elementos ajudam a ancorar a energia e a intensificar a sintonia com a ordem cósmica. Acender uma vela ou um incenso pode contribuir para criar uma atmosfera de serenidade e introspecção, favorecendo uma conexão mais profunda com os padrões sutis que regem a existência.

Com o espaço preparado, feche os olhos e respire profundamente, permitindo-se relaxar e entrar em um estado de atenção plena. Concentre-se na maneira como os padrões geométricos se manifestam na natureza e como eles estão presentes em diferentes escalas da realidade. Imagine a espiral dourada presente nas conchas do mar, nas galáxias distantes e nos redemoinhos formados pelo vento. Visualize os hexágonos perfeitos dos favos de mel, estruturados com precisão e eficiência. Traga à mente a Flor da Vida, padrão encontrado nas células e nas formas de crescimento das plantas, refletindo a harmonia que permeia toda a existência. À medida que você observa esses padrões, perceba como tudo segue um fluxo ordenado e perfeito, evidenciando a presença de uma inteligência universal que governa a criação.

Agora, escolha um dos padrões geométricos para trabalhar energeticamente. Pode ser a Flor da Vida, símbolo da interconectividade; a Espiral Dourada, que representa o crescimento e a expansão infinita; ou o Cubo de Metatron, associado à ativação espiritual e à harmonia das energias. Visualize esse padrão se formando acima de você como uma malha luminosa e vibrante. Sinta essa estrutura geométrica descendo suavemente, envolvendo seu corpo e alinhando seu campo energético. Permita que essa energia percorra cada célula do seu ser, dissolvendo bloqueios, equilibrando suas emoções e trazendo clareza mental. A cada respiração, imagine essa luz geométrica pulsando em sincronia com seu coração, expandindo-se e fortalecendo sua conexão com o universo. Permaneça nesse estado de integração por pelo menos dez minutos, absorvendo os benefícios dessa experiência.

Caso deseje aplicar essa prática em outra pessoa, convide-a a se deitar em uma posição confortável, de preferência em um local tranquilo. Segure uma imagem ou um objeto representando o padrão geométrico escolhido próximo ao campo energético dela. Oriente-a a respirar profundamente e a relaxar, preparando-se para receber a harmonização. Comece guiando uma visualização: descreva como um padrão de luz geométrica se forma ao redor do corpo dela, envolvendo-a em uma energia restauradora. Explique que essa estrutura luminosa está equilibrando suas energias, removendo bloqueios e promovendo um estado de harmonia profunda. Você pode potencializar o processo utilizando afirmações direcionadas, como: "A energia da Flor da Vida está restaurando sua harmonia interior" ou "O Cubo de Metatron está ativando sua consciência superior". Se sentir que é apropriado, desenhe suavemente os padrões no ar sobre o corpo da pessoa, como se estivesse traçando suas formas invisíveis com as mãos, intensificando a conexão e a ativação energética.

Para finalizar a prática, peça à pessoa que respire profundamente algumas vezes e traga sua atenção de volta ao momento presente. Pergunte sobre suas sensações e experiências durante o processo, permitindo que ela expresse o que percebeu. Oriente-a a manter a atenção aos padrões geométricos no cotidiano, observando como eles se manifestam em diferentes formas ao seu redor. Esse exercício ampliará sua percepção da harmonia universal, reforçando sua conexão com o fluxo natural da criação e promovendo um estado contínuo de equilíbrio e bem-estar.

Ao incorporar essa prática à sua rotina, você poderá experimentar benefícios significativos, como uma maior percepção da ordem e da harmonia universal, um equilíbrio energético e emocional mais profundo e uma expansão da consciência através da Geometria Sagrada. Além disso, a sensação de conexão com o fluxo natural da vida se tornará mais presente, proporcionando uma jornada de autodescoberta e sintonia com o universo.

34: Proporção Áurea

A Proporção Áurea, representada pelo número Phi (≈1,618), é uma manifestação matemática da harmonia presente em toda a criação. Desde a estrutura do corpo humano até a organização das galáxias, essa razão governa a forma como a natureza se expressa, refletindo um equilíbrio intrínseco que ressoa com os princípios fundamentais da existência. Sua presença pode ser observada no crescimento das plantas, na disposição das sementes de um girassol, na espiral das conchas e até na anatomia dos seres vivos. Esse padrão universal não é apenas uma construção estética, mas também um reflexo da inteligência cósmica, organizando a matéria e a energia de maneira a favorecer o fluxo natural da vida. Quando aplicada conscientemente, a Proporção Áurea se torna uma ferramenta poderosa para realinhamento energético, elevação da consciência e harmonização com os ritmos naturais do universo.

A sintonia com essa frequência pode ser cultivada por meio da observação e interação com formas geométricas que seguem essa proporção, despertando uma conexão profunda entre o ser humano e a ordem cósmica. O simples ato de contemplar padrões áureos presentes na natureza já gera um impacto vibracional, estimulando um estado de equilíbrio interno. Para potencializar essa experiência, é possível integrar a

Proporção Áurea em práticas meditativas e energéticas, utilizando objetos como mandalas, pirâmides e espirais douradas para ancorar essa vibração no campo sutil. Ao visualizar conscientemente esses padrões, a mente se alinha com a harmonia universal, permitindo um fluxo energético mais equilibrado e uma percepção ampliada da interconectividade entre todas as coisas. Essa prática não apenas promove o relaxamento e a clareza mental, mas também atua como um catalisador para a expansão da consciência, facilitando o acesso a estados mais elevados de percepção e entendimento.

Incorporar a Proporção Áurea na jornada espiritual é um processo contínuo que se reflete tanto na contemplação externa quanto no alinhamento interno. A meditação com a Espiral Dourada, por exemplo, fortalece a conexão com essa estrutura universal, estimulando a sintonia com os ritmos naturais da existência. Ao visualizar essa espiral se expandindo a partir do centro do peito e envolvendo todo o corpo, cria-se um campo de ressonância com a harmonia primordial, dissolvendo bloqueios energéticos e promovendo um estado de integração profunda. Da mesma forma, aplicar esses princípios no ambiente, na arte, na arquitetura e até no próprio movimento do corpo auxilia na reconexão com a geometria da vida. Essa conscientização transforma a maneira como se percebe a realidade, permitindo que a ordem e a beleza do universo se tornem uma experiência tangível e presente no dia a dia. Ao cultivar essa conexão, cada ser humano pode realinhar sua vibração com o fluxo cósmico e vivenciar um estado contínuo de harmonia e bem-estar.

Para iniciar essa prática de conexão com a Proporção Áurea, é fundamental preparar adequadamente o espaço. Escolha um ambiente tranquilo, onde você se sinta à vontade e sem interrupções. Esse local deve transmitir harmonia e serenidade, facilitando a imersão no exercício. Para intensificar a sintonia com a energia da Proporção Áurea, utilize objetos que possuam essa proporção em sua estrutura natural, como conchas, mandalas, pirâmides ou imagens da Espiral Dourada. Esses elementos servirão como âncoras visuais e vibracionais, reforçando a conexão com essa frequência. Além disso, acender uma vela ou posicionar cristais no ambiente pode potencializar a vibração energética, criando um campo propício para a prática.

Uma vez que o espaço esteja preparado, acomode-se de maneira confortável e inicie a conexão com a harmonia natural. Respire profundamente algumas vezes, inspirando lentamente pelo nariz e expirando suavemente pela boca, permitindo que cada respiração acalme sua mente e relaxe seu corpo. Direcione sua atenção a um elemento da natureza que contenha a Proporção Áurea—pode ser uma flor, uma concha ou até mesmo a imagem de uma galáxia espiralada. Se não houver um objeto físico disponível, visualize mentalmente uma dessas formas. Contemple como essa estrutura se manifesta na natureza de maneira espontânea e perfeita, refletindo equilíbrio e beleza em todas as coisas. Enquanto observa, permita-se sentir essa harmonia ressoando dentro de você, trazendo uma profunda sensação de alinhamento com o fluxo natural da existência.

Agora, com a mente serena e conectada à energia da Proporção Áurea, passe para a ativação energética com a Espiral Dourada. Feche os olhos e, com suavidade, visualize essa espiral começando a se formar no centro do seu peito, exatamente no chakra cardíaco. Imagine-a girando de maneira harmoniosa, expandindo-se gradualmente e irradiando uma luz dourada que envolve todo o seu ser. Sinta essa energia fluindo suavemente pelo seu corpo, restaurando seu equilíbrio energético e promovendo uma sensação de harmonia profunda. Permaneça nesse estado, respirando com consciência e permitindo que essa espiral alinhe sua vibração à ordem natural do universo. Para maximizar a experiência, mantenha-se nessa visualização por pelo menos dez minutos, permitindo que a energia se estabilize e se integre ao seu campo energético.

Caso deseje aplicar essa técnica em outra pessoa, siga um processo semelhante, garantindo que ela também esteja confortável e relaxada. Peça que se deite em uma posição que favoreça o relaxamento e a respiração profunda. Oriente-a a inspirar e expirar pausadamente, soltando quaisquer tensões acumuladas. Em seguida, com movimentos suaves das mãos, desenhe a Espiral Dourada no ar sobre o corpo da pessoa, começando pelo centro do peito e expandindo para fora. Visualize a energia dessa espiral envolvendo-a por completo, restaurando sua harmonia e equilíbrio energético. Para intensificar o processo, você pode utilizar um cristal esculpido na forma da Espiral

Dourada ou posicionar objetos que seguem a Proporção Áurea próximos ao corpo da pessoa, permitindo que essas vibrações atuem em seu campo energético.

Após concluir a prática, é essencial realizar a ancoragem e a finalização do processo. Peça à pessoa para respirar profundamente algumas vezes, trazendo sua consciência de volta ao momento presente. Incentive-a a compartilhar suas percepções e sensações durante a experiência, promovendo uma integração consciente do que foi vivenciado. Além disso, sugira que ela observe a Proporção Áurea na natureza e até mesmo nas formas do próprio corpo, desenvolvendo uma percepção mais profunda da harmonia universal.

Os benefícios dessa prática são vastos e incluem a restauração do equilíbrio energético, o alinhamento com a harmonia natural, a ampliação da consciência sobre os padrões universais e uma profunda sensação de paz e plenitude. Ao incorporar essa técnica no dia a dia, é possível fortalecer a conexão com a energia do universo e vivenciar um estado contínuo de bem-estar e harmonia.

35: Vibração

A vibração é a essência primordial que permeia toda a existência, conectando cada forma e estrutura à harmonia universal. Tudo no universo, desde os átomos até as galáxias, emite frequências vibratórias específicas, influenciando a energia dos seres vivos e do ambiente ao redor. Na Geometria Sagrada, essas vibrações se manifestam através de formas e padrões que ressoam com a estrutura fundamental do cosmos. Os Arcturianos, seres conhecidos por sua elevada consciência e conhecimento avançado sobre energias sutis, utilizam essas vibrações para promover a cura, o equilíbrio e a expansão espiritual. Compreender e trabalhar conscientemente com essa energia possibilita ajustes vibracionais profundos, permitindo a elevação da frequência pessoal e a harmonização do campo energético. Quando sintonizamos nossas próprias vibrações com padrões geométricos de alta frequência, abrimos um canal para um fluxo energético mais puro e alinhado com as leis universais.

A aplicação prática desse conhecimento envolve o uso intencional de formas geométricas, som e visualização para criar um estado de ressonância harmônica no corpo e na mente. Cada símbolo geométrico possui uma assinatura vibracional única, capaz de interagir com os centros energéticos e promover ajustes sutis no fluxo de energia vital. A Merkaba, por exemplo, atua como um campo de proteção e ativação espiritual, enquanto a Flor da Vida auxilia no equilíbrio energético e no alinhamento com padrões universais de criação. Já o Cubo de Metatron intensifica a conexão com dimensões superiores, facilitando a expansão da consciência e a elevação vibracional. Quando combinados com frequências sonoras específicas, como mantras sagrados, frequências solfeggio ou sons binaurais, esses padrões geométricos tornam-se ainda mais poderosos, amplificando seus efeitos no campo energético individual. Essa interação entre forma e som cria um campo de ressonância que pode ser direcionado para a cura, o alinhamento espiritual e a ativação de estados expandidos de percepção.

 Ao integrar essa prática no cotidiano, desenvolve-se uma maior sensibilidade à vibração das formas e dos sons, permitindo uma sintonia mais profunda com as frequências sutis que regem a existência. A visualização de geometrias sagradas, aliada à emissão consciente de sons harmônicos, fortalece o campo áurico e equilibra os chakras, restaurando a fluidez energética e promovendo um estado de paz interior. Além disso, a conexão com essas vibrações facilita o despertar espiritual, proporcionando uma compreensão mais ampla da interconectividade entre todas as coisas. Incorporar esse conhecimento à rotina, seja através da meditação, do uso de símbolos no ambiente ou da escuta de frequências sonoras específicas, permite uma transformação vibracional contínua, alinhando o ser com as frequências mais elevadas da criação. Dessa forma, a vibração da Geometria Sagrada torna-se não apenas um conceito a ser estudado, mas uma experiência vivencial capaz de expandir a consciência e fortalecer a conexão com o fluxo energético universal.

Antes de iniciar a prática, é essencial preparar o ambiente para garantir que a energia flua livremente e se potencialize. Escolha um espaço tranquilo, onde não haja interrupções, e, se possível, harmonize-o utilizando elementos que ressoem com a Geometria Sagrada. Posicione cristais específicos ou objetos que representem formas geométricas de alta vibração, como o Cubo de Metatron, a Merkaba ou a Flor da Vida. Esses símbolos ajudam a amplificar a energia do ambiente, criando um campo propício para a prática. Para intensificar a experiência, você pode adicionar uma música de alta frequência, como sons binaurais, frequências solfeggio ou cânticos harmônicos, pois essas vibrações sonoras auxiliam na sintonia com os planos sutis.

Quando o ambiente estiver devidamente preparado, acomode-se de maneira confortável e inicie um processo de respiração profunda e consciente. Inspire lentamente, preenchendo os pulmões, e expire suavemente, liberando qualquer tensão ou bloqueio energético. À medida que sua mente se acalma, comece a visualizar ao seu redor formas geométricas luminosas, vibrando em diferentes frequências. Sinta essas geometrias pulsando em sintonia com sua energia, expandindo-se e preenchendo todo o espaço com sua luz. Escolha uma geometria específica para trabalhar – a

Merkaba para proteção, a Flor da Vida para equilíbrio ou o Cubo de Metatron para elevação espiritual. Permita que essa forma geométrica se integre ao seu campo energético, absorvendo sua vibração e ajustando sua frequência interna.

Agora, introduza a vibração sonora para intensificar essa conexão. Escolha um som vocal que ressoe com você, como o sagrado "OM", e entoe-o suavemente enquanto mantém a visualização da geometria sagrada. Se preferir, utilize instrumentos vibracionais, como tigelas tibetanas, sinos ou diapasões, para amplificar o efeito da prática. À medida que o som reverbera, perceba como ele interage com a forma geométrica escolhida, potencializando sua energia e criando uma ressonância harmônica dentro e ao redor de você. Sinta essa vibração expandindo-se por seu corpo, alinhando seus centros energéticos e promovendo um profundo estado de equilíbrio e conexão.

Se desejar aplicar essa técnica em outra pessoa, peça para que ela se deite confortavelmente e relaxe. Escolha a forma geométrica mais apropriada para seu campo energético e visualize-a pulsando luz e energia sobre ela. Com as mãos, desenhe a geometria no ar acima do corpo da pessoa, direcionando a vibração com a intenção de cura e harmonização. Se estiver utilizando som, posicione-se próximo ao chakra que necessita de ajuste e emita a vibração correspondente, permitindo que a ressonância atue diretamente na restauração da energia. Durante o processo, reforce sua intenção com afirmações positivas, como: "Sinta a vibração da Geometria Sagrada restaurando sua energia e elevando sua consciência." Observe as reações da pessoa, respeitando seu tempo e suas percepções.

Para concluir a prática, é fundamental ancorar as energias trabalhadas e trazer a consciência de volta ao estado normal. Peça para a pessoa respirar profundamente algumas vezes, sentindo-se presente no aqui e agora. Converse sobre as sensações experimentadas e ofereça orientações para que ela continue se conectando com as vibrações geométricas em sua rotina diária. Sugira práticas como a visualização constante dessas formas, a escuta de sons harmônicos ou o contato físico com símbolos geométricos em objetos e artefatos.

Ao integrar essa prática no dia a dia, os benefícios tornam-se perceptíveis: a elevação da frequência vibracional, a harmonização energética profunda, a expansão da consciência e a ativação de estados elevados de meditação. A Geometria Sagrada é uma poderosa ferramenta de transformação e alinhamento, permitindo que a conexão com o campo energético universal seja cada vez mais fluida e natural.

36: Símbolos

Os símbolos da Geometria Sagrada carregam em si padrões vibracionais capazes de influenciar a energia do ambiente e dos indivíduos que entram em contato com eles. Presentes em diversas culturas e tradições espirituais, essas formas geométricas não são meramente representações visuais, mas portais de conexão com dimensões superiores e campos energéticos sutis. A Flor da Vida, o Merkaba, a Árvore da Vida e o Cubo de Metatron são alguns dos exemplos mais poderosos, cada um desempenhando funções específicas na harmonização, proteção e elevação da consciência. Utilizados há milênios por civilizações antigas, esses símbolos permanecem relevantes até os dias atuais, sendo aplicados em práticas meditativas, terapias energéticas e estudos sobre a estrutura fundamental do universo. Seu impacto vai além da estética ou do conhecimento esotérico; eles representam a linguagem universal da criação, codificando princípios matemáticos e espirituais que regem a realidade.

A interação com esses símbolos pode ser profundamente transformadora quando realizada com intenção e compreensão. O primeiro passo para acessar suas frequências consiste em estabelecer um espaço propício para essa conexão. Um ambiente harmonizado não apenas favorece a sintonia com os símbolos, mas também amplifica os efeitos de suas energias sutis. Elementos como cristais, mandalas e incensos auxiliam na elevação vibracional, criando um campo energético que facilita o contato com dimensões superiores. Além disso, a escolha do símbolo adequado para cada situação é essencial para potencializar seus benefícios. Cada forma geométrica carrega uma assinatura energética distinta, influenciando diferentes aspectos do ser e do ambiente. A Flor da Vida, por exemplo, ressoa com a harmonia e a unidade do cosmos, enquanto o Merkaba atua como um veículo de ascensão espiritual e proteção. Já o Cubo de Metatron possui um forte poder de purificação e alinhamento energético, funcionando como um canal de transmutação de energias densas. Ao compreender essas propriedades, torna-se possível utilizar esses símbolos de forma direcionada, promovendo equilíbrio e expansão espiritual.

A aplicação prática desses símbolos se dá principalmente através da meditação e da visualização. Ao se concentrar em um símbolo específico, seja segurando uma representação física ou projetando sua imagem mentalmente, inicia-se um processo de ressonância energética. Essa prática permite absorver as vibrações benéficas da geometria sagrada, facilitando a harmonização do campo áurico e a ativação de potenciais latentes da consciência. Durante a meditação, a respiração consciente e a intenção clara intensificam essa conexão, possibilitando estados ampliados de percepção. Para aqueles que desejam ir além da experiência individual, é possível empregar esses símbolos em terapias energéticas, auxiliando na restauração do equilíbrio vibracional de outras pessoas. Ao posicionar um símbolo sobre um centro energético específico do corpo ou traçar sua forma no ar, cria-se um campo de cura que atua diretamente na frequência da pessoa, promovendo alívio de bloqueios e fortalecimento da energia vital. A integração desses símbolos na vida cotidiana, seja através de amuletos, arte sacra ou práticas espirituais regulares, permite manter um estado contínuo de alinhamento e proteção energética, favorecendo uma jornada de autoconhecimento e conexão com o divino.

Para se conectar profundamente com os símbolos da Geometria Sagrada e acessar suas potentes frequências energéticas, é essencial seguir um processo estruturado que envolve preparação, escolha consciente do símbolo, meditação e aplicação em si mesmo ou em outras pessoas. Cada etapa fortalece a sintonia com essas energias sutis, permitindo uma experiência mais intensa e transformadora.

O primeiro passo é a preparação do espaço, pois um ambiente adequado favorece a conexão energética e intensifica os efeitos da prática. Escolha um local tranquilo, onde não haja interrupções, e procure harmonizá-lo de maneira que reflita paz e serenidade. Posicione símbolos geométricos sagrados ao redor, como mandalas, cristais gravados ou representações da Flor da Vida, do Merkaba ou do Cubo de Metatron. Esses elementos servem como âncoras energéticas, ajudando a estabelecer uma frequência elevada no ambiente. Para potencializar ainda mais essa atmosfera, acenda uma vela ou um incenso de sua preferência, permitindo que os aromas auxiliem na elevação vibracional e na criação de um campo propício para a conexão espiritual.

Com o espaço devidamente preparado, o próximo passo envolve a escolha do símbolo adequado. Cada figura da Geometria Sagrada possui uma vibração específica e atua em diferentes aspectos da energia pessoal e ambiental. Se o objetivo for equilíbrio e harmonia, a Flor da Vida é a melhor escolha, pois sua estrutura representa a interconectividade de tudo o que existe. Para aqueles que buscam proteção energética e ativação espiritual, o Merkaba se destaca, pois simboliza um veículo de luz capaz de ampliar a consciência. Já a Árvore da Vida é ideal para expandir a conexão espiritual e compreender melhor os ciclos da existência. Se a necessidade for limpeza energética e elevação vibracional, o Cubo de Metatron cumpre esse papel, pois contém todas as formas geométricas que estruturam a criação, funcionando como um poderoso purificador de energias densas.

Após selecionar o símbolo mais adequado, inicia-se a meditação com o símbolo, que é o momento de imersão e sintonia com sua frequência. Sente-se confortavelmente, de preferência em um local silencioso, e segure o símbolo escolhido ou visualize-o com nitidez. Feche os olhos e respire profundamente, permitindo que sua mente se acalme e sua percepção sutil se expanda. Imagine o símbolo brilhando intensamente e, à medida que você respira, visualize essa luz se expandindo ao seu redor, formando um campo energético protetor e harmonizador. Deixe-se envolver por essa energia, permitindo que ela preencha cada célula do seu corpo, equilibrando sua vibração. Permaneça nesse estado meditativo por aproximadamente 10 a 15 minutos, ou o tempo que sentir necessário, absorvendo as qualidades e a força do símbolo em seu campo energético.

Se desejar expandir essa prática para ajudar outras pessoas, pode-se aplicar a técnica de uso dos símbolos na harmonização energética de terceiros. Para isso, peça para a pessoa se deitar confortavelmente, permitindo que ela entre em um estado de relaxamento profundo. Escolha um símbolo de acordo com a necessidade dela e posicione-o próximo ao chakra correspondente. Por exemplo, se a intenção for expansão espiritual, o Merkaba pode ser colocado sobre o chakra cardíaco, facilitando a abertura para frequências superiores. Ao posicionar o símbolo, visualize sua energia fluindo suavemente para o corpo da pessoa, restaurando seu equilíbrio vibracional e dissolvendo bloqueios energéticos. Se preferir, pode também desenhar o símbolo no ar com as mãos, traçando sua forma enquanto projeta intenções de cura, harmonia e proteção. Para potencializar os efeitos, utilize afirmações poderosas, como: *"A energia da Flor da Vida restaura seu equilíbrio e conexão com o divino"*. Essas palavras funcionam como comandos vibracionais que reforçam a integração da energia do símbolo no campo sutil da pessoa.

Por fim, chega-se à etapa de encerramento e integração, onde a transição entre a experiência meditativa e o estado de consciência normal deve ocorrer de forma suave. Após a prática, peça para a pessoa respirar profundamente algumas vezes, retornando lentamente à percepção do ambiente ao seu redor. Pergunte sobre suas sensações e experiências, permitindo que ela expresse como se sentiu durante o processo. Para manter os benefícios ao longo do dia, recomende que ela carregue consigo uma pequena representação do símbolo utilizado, seja em forma de pingente, desenho ou cristal gravado. Isso ajudará a manter a vibração elevada e a conexão com a energia trabalhada na prática.

Os benefícios desse processo são inúmeros. A conexão com os símbolos da Geometria Sagrada fortalece a espiritualidade, promove uma profunda harmonização energética e cria uma camada protetora contra influências externas negativas. Além disso, facilita a expansão da consciência, permitindo o acesso a estados elevados de meditação e percepção. Ao incorporar essas práticas na rotina, torna-se possível experimentar uma transformação interior contínua, alinhando-se cada vez mais com as energias universais e despertando um estado de equilíbrio e plenitude.

37: Códigos de Cura da Geometria Sagrada

Os Códigos de Cura da Geometria Sagrada representam uma ponte entre as leis universais e a experiência humana, trazendo consigo uma vibração capaz de restaurar o equilíbrio energético em múltiplos níveis. Esses padrões geométricos, impregnados de conhecimento ancestral e inteligência cósmica, atuam como ferramentas de reconfiguração da matriz energética, dissolvendo bloqueios e realinhando frequências para promover a harmonia integral do ser. Ao interagir com essas formas sagradas, seja por meio da visualização, projeção mental ou inscrição em superfícies físicas, acessa-se um campo de informação vibracional que transcende os limites do tempo e do espaço, ativando processos de cura profundos e transformadores. Sua aplicação não se restringe ao corpo físico, mas abrange os níveis emocional, mental e espiritual, promovendo uma restauração sistêmica que favorece tanto a expansão da consciência quanto o fortalecimento da conexão com dimensões superiores.

Cada código geométrico carrega uma assinatura energética específica, ressoando com aspectos distintos da existência e servindo como um canal para a manifestação da ordem cósmica na realidade material. A ativação desses códigos ocorre quando a mente e a intenção consciente se alinham à frequência que eles representam, permitindo que sua vibração se integre ao campo áurico e inicie um processo de ressonância. Esse fenômeno pode ser observado tanto em práticas individuais quanto em terapias energéticas coletivas, onde os códigos são empregados para restaurar o fluxo de energia vital, desbloquear emoções reprimidas e realinhar os centros energéticos. O uso de cristais, sons e mantras potencializa essa interação, amplificando os efeitos e criando um campo de harmonia que reverbera além do indivíduo, influenciando também o ambiente ao redor.

Entre os símbolos mais utilizados nesse contexto, destacam-se o Cubo de Metatron, a Flor da Vida e o Merkaba, cada um desempenhando um papel essencial no processo de cura e ascensão espiritual. O Cubo de Metatron é um poderoso canal de proteção e alinhamento, capaz de dissolver energias densas e fortalecer o campo vibracional. A Flor da Vida, por sua vez, contém os padrões fundamentais da criação, favorecendo a restauração da harmonia interna e a ativação do potencial latente do ser. Já o Merkaba funciona como um veículo interdimensional de luz, facilitando conexões espirituais profundas e expandindo a consciência para além das limitações da realidade tridimensional. A integração desses códigos na vida cotidiana possibilita um realinhamento constante com as forças que sustentam a ordem universal, promovendo equilíbrio, proteção e evolução contínua. Ao interagir com os Códigos de Cura da Geometria Sagrada, abre-se um caminho para o autoconhecimento e a transformação interior, permitindo que a vibração original da alma se manifeste plenamente na existência terrena.

Esses códigos operam como chaves energéticas capazes de desbloquear padrões limitantes, liberar energias estagnadas e realinhar os corpos sutis, promovendo cura e expansão de consciência em múltiplos níveis. Funcionam como catalisadores energéticos que, quando corretamente aplicados, harmonizam as frequências do indivíduo, eliminam bloqueios emocionais, aliviam dores físicas, restauram o fluxo energético e fortalecem a conexão com dimensões superiores. Sua ação é sutil, mas profundamente transformadora, pois atuam diretamente nos campos vibracionais que estruturam a realidade e a experiência humana.

A Geometria Sagrada contém os princípios fundamentais que regem a harmonia do universo e, por meio dos Códigos de Cura, essa matemática cósmica pode ser utilizada para reconfigurar a energia do corpo humano, trazendo-o de volta ao seu estado natural de equilíbrio e plenitude. Existem diferentes formas de aplicação desses códigos, e cada uma delas proporciona uma experiência única de conexão e transformação.

Uma das maneiras mais comuns de ativá-los é por meio da visualização, onde se imagina mentalmente a geometria sagrada vibrando e interagindo com o campo energético, dissolvendo bloqueios e restaurando o fluxo de energia vital. Essa técnica pode ser aprimorada ao concentrar-se na respiração e na intenção específica de cura. Já o desenho dos códigos, seja no ar com as mãos, sobre a pele ou em superfícies específicas, permite ancorar essas frequências em um nível mais físico, tornando a experiência ainda mais tangível.

A projeção mental é outra técnica poderosa, na qual a pessoa mentaliza a geometria sendo integrada ao próprio corpo ou ao ambiente, expandindo sua influência vibracional. Esse método pode ser utilizado tanto para a cura pessoal quanto para harmonizar espaços e auxiliar outras pessoas, projetando os códigos diretamente no campo energético delas. O uso de cristais potencializa essa prática, pois essas pedras podem ser programadas com os códigos de cura e posicionadas sobre os chakras ou pontos específicos do corpo para amplificar sua atuação. Quartzos, ametistas e selenitas são especialmente recomendados para esse tipo de trabalho.

Outra abordagem eficaz é a utilização de sons e mantras, pois a vibração sonora ressoa diretamente com a geometria sagrada, ativando suas propriedades curativas. Cada código possui uma frequência específica que pode ser potencializada por meio de entonações vocais, cânticos ou até instrumentos musicais. Sons como o "OM" ou frequências binaurais podem ser combinados com a visualização dos códigos para criar um campo vibracional ainda mais poderoso.

Dentro dos Códigos de Cura Arcturianos, alguns dos mais conhecidos incluem o Cubo de Metatron, que promove um realinhamento energético profundo, limpando bloqueios e oferecendo proteção espiritual. A Flor da Vida, símbolo da criação universal, é utilizada para equilibrar as energias vitais, restaurar a harmonia emocional e elevar a vibração do indivíduo. O Merkaba, por sua vez, ativa o corpo de luz e facilita a conexão com dimensões superiores, promovendo uma profunda expansão da consciência.

A Espiral Dourada de Fibonacci é outro código essencial, pois representa o fluxo contínuo da energia vital e a regeneração celular, auxiliando na cura física e na reconexão com a ordem natural do universo. Já a Árvore da Vida simboliza a conexão entre espírito e matéria, promovendo um alinhamento profundo entre os diferentes aspectos do ser. Cada um desses códigos pode ser utilizado individualmente ou em combinação, dependendo da necessidade de cura e transformação de cada momento.

A prática dos Códigos de Cura Arcturianos não se restringe ao indivíduo, podendo ser aplicada em outras pessoas, ambientes e até situações, ajudando a dissolver energias densas e restaurar a harmonia em diversos contextos. Durante uma sessão de cura, o praticante pode projetar mentalmente os códigos no campo energético do receptor, desenhá-los com as mãos ou utilizar objetos que contenham esses símbolos sagrados para amplificar sua vibração.

Os Arcturianos ensinam que, ao entrar em ressonância com essas formas geométricas, um campo de transformação se abre, permitindo que a pessoa absorva energias superiores e reestruture sua própria frequência vibracional. Esse conhecimento pode ser integrado a práticas espirituais, terapias holísticas, meditações e processos de autotransformação. Ao se conectar conscientemente com os Códigos de Cura da Geometria Sagrada, você acessa um fluxo energético que transcende a matéria e alinha sua essência com o campo universal da criação, permitindo que a cura e a evolução aconteçam de maneira profunda e duradoura.

38: Flor da Vida

A Flor da Vida manifesta a estrutura fundamental da criação, revelando a perfeição matemática e geométrica que sustenta toda a existência. Esse padrão sagrado, encontrado em diversas culturas e tradições ao longo da história, é uma expressão visual da interconexão entre todas as formas de vida e os princípios universais que regem a realidade. Composta por uma sequência de círculos sobrepostos de forma simétrica, a Flor da Vida contém em sua estrutura os segredos da harmonia cósmica, refletindo a linguagem primordial do universo. Sua geometria está diretamente ligada ao processo de formação da matéria, à organização das partículas subatômicas e ao fluxo da energia vital que permeia todos os planos de existência. Por meio dela, é possível acessar conhecimentos profundos sobre a criação, a consciência e a interligação entre os mundos físico e espiritual.

Os Arcturianos, seres altamente evoluídos em consciência e tecnologia espiritual, utilizam a Flor da Vida como uma ferramenta de harmonização e alinhamento energético. Seu uso vai além da contemplação visual, estendendo-se para práticas avançadas de cura, meditação e ativação da consciência superior. A estrutura da Flor da Vida ressoa com a frequência das formas primordiais do universo, permitindo a reorganização das energias sutis que compõem o ser humano. Ao interagir com esse campo de geometria sagrada, os chakras entram em equilíbrio, a aura se purifica e os padrões vibracionais desalinhados são restaurados à sua configuração original de harmonia e perfeição. Esse processo não apenas fortalece o campo energético individual, mas também favorece a conexão com dimensões superiores, ampliando a percepção e despertando memórias ancestrais adormecidas no DNA espiritual.

Além de sua influência sobre o corpo energético, a Flor da Vida é uma chave para acessar os registros cósmicos e compreender a estrutura subjacente à realidade. Ela contém em si todas as formas geométricas que fundamentam a criação, incluindo o Cubo de Metatron, os sólidos platônicos e o Merkaba, representando a interação entre o espaço, o tempo e a consciência. Essa matriz universal é utilizada pelos Arcturianos para facilitar processos de ascensão, impulsionar a evolução espiritual e integrar o ser humano a estados mais elevados de consciência. Ao meditar sobre esse padrão sagrado ou trabalhar diretamente com sua vibração, é possível desbloquear potenciais internos, restaurar a conexão com a sabedoria universal e sintonizar-se com a verdadeira essência do cosmos.

39: Merkaba

O Merkaba é um campo de luz que envolve o corpo humano, ativando o Corpo de Luz e facilitando a ascensão. Ele é composto por dois tetraedros que giram em direções opostas, criando um vórtice energético que conecta o indivíduo com dimensões superiores. Os Arcturianos utilizam o Merkaba para promover a cura multidimensional, a expansão da consciência e a conexão com o Eu Superior.

Para aplicar o Merkaba em si mesmo, é essencial criar um ambiente adequado e preparar tanto o corpo quanto a mente para a ativação dessa poderosa geometria sagrada. O primeiro passo é encontrar um local silencioso, onde você não será interrompido, garantindo que a prática transcorra sem distrações. Sentado confortavelmente, com a coluna ereta e os pés bem apoiados no chão, comece a respirar profundamente, inspirando pelo nariz e expirando lentamente pela boca. Essa respiração consciente ajuda a acalmar a mente e a alinhar a energia. Em seguida, visualize um fluxo de luz dourada descendo do universo e penetrando suavemente pelo topo da sua cabeça, preenchendo todo o seu ser com uma energia cálida e purificadora.

Com o corpo e a mente preparados, a próxima etapa é a ativação da geometria sagrada do Merkaba.

Imagine ao seu redor dois tetraedros interligados – um apontado para cima e outro para baixo. O tetraedro superior, que representa a energia masculina e o espírito, começa a girar no sentido horário, enquanto o inferior, que simboliza a energia feminina e a matéria, gira no sentido anti-horário. Conforme esses sólidos platônicos aumentam a velocidade de rotação, um campo de luz brilhante e pulsante se forma ao seu redor. Mentalize que esse campo luminoso está trabalhando em sua energia, dissolvendo bloqueios emocionais, equilibrando seus chakras e expandindo sua consciência. Sinta a vibração sutil dessa geometria sagrada harmonizando seu ser em um nível profundo.

À medida que a rotação do Merkaba se intensifica, perceba sua energia se elevando, transcendendo os limites do corpo físico. Sinta-se expandindo além da realidade tridimensional, conectando-se com planos superiores de existência. Imagine que essa estrutura energética se alinha à frequência dos Arcturianos, permitindo um fluxo direto de cura e sabedoria universal. Para reforçar essa conexão, afirme mentalmente: *"Eu ativo meu Merkaba e permito que minha consciência se expanda em harmonia e luz."* Permaneça nesse estado de elevada vibração por alguns minutos, absorvendo as frequências sutis da geometria sagrada.

Após essa experiência transformadora, é fundamental realizar a ancoragem da energia. Lentamente, visualize a rotação dos tetraedros diminuindo gradualmente até se estabilizarem ao redor do seu corpo. Sinta sua energia perfeitamente integrada e alinhada, em equilíbrio com sua essência. Inspire profundamente, movimente suavemente o corpo e, quando se sentir pronto, abra os olhos. Essa finalização cuidadosa assegura que a prática seja concluída de maneira equilibrada, permitindo que os benefícios do Merkaba sejam plenamente assimilados.

Assim como é possível ativar o Merkaba em si mesmo, essa geometria sagrada também pode ser aplicada em outras pessoas para promover cura e expansão da consciência. O primeiro passo para isso é criar um espaço energético adequado. Peça para a pessoa que receberá a ativação deitar-se ou sentar-se confortavelmente, orientando-a a respirar profundamente e relaxar. Em seguida, visualize um círculo de luz envolvendo vocês, criando um campo sagrado de proteção e alta vibração.

Com o espaço energético estabelecido, prossiga para a ativação do Merkaba ao redor da pessoa. Posicione as mãos sobre ela – ou, se preferir, visualize-a cercada por um campo de luz brilhante. Imagine os dois tetraedros girando em direções opostas ao redor de seu corpo, formando um vórtice energético que purifica e fortalece sua estrutura espiritual. Mentalize uma luz dourada descendo do universo e preenchendo completamente a pessoa, ativando seu Corpo de Luz e elevando sua vibração.

Para aprofundar a experiência, incentive a pessoa a visualizar ou sentir sua energia subindo, conectando-se ao seu Eu Superior. Esse processo pode ser intensificado com a repetição de mantras arcturianos ou afirmações que reforcem a conexão com dimensões superiores.

Além disso, a utilização de sons harmônicos e frequências como 852 Hz e 963 Hz pode ser uma ferramenta poderosa para facilitar a ativação espiritual, promovendo estados elevados de consciência.

Após a ativação, é essencial encerrar o processo com cuidado. Reduza gradualmente a rotação do Merkaba, visualizando-o estabilizando-se ao redor da pessoa. Oriente-a a movimentar suavemente o corpo antes de se levantar para garantir que sua energia esteja bem ancorada. Por fim, compartilhem insights ou sensações que possam ter surgido durante a prática, pois essas percepções podem trazer mensagens valiosas para o processo de crescimento espiritual.

A prática do Merkaba oferece inúmeros benefícios, sendo um dos mais notáveis a expansão da consciência. Ao ativar essa geometria sagrada, o indivíduo experimenta uma ampliação de percepção, permitindo acessar novas dimensões de sabedoria e compreensão espiritual. Além disso, o Merkaba fortalece significativamente o campo energético, funcionando como um escudo vibracional que protege contra energias densas e desequilibradas.

Outro benefício fundamental é o acesso a frequências superiores. Essa ativação permite a sintonia com planos mais elevados de existência, facilitando a comunicação com guias espirituais e seres de luz. Ao mesmo tempo, o Merkaba atua como um poderoso mecanismo de limpeza e harmonização vibracional, dissolvendo bloqueios energéticos, equilibrando os chakras e promovendo um estado de paz e bem-estar interior.

Por fim, um aspecto fascinante dessa prática é a ativação do DNA espiritual. Muitas tradições espirituais afirmam que o ser humano possui camadas adormecidas de seu código genético que podem ser despertadas por meio de práticas energéticas avançadas. O Merkaba, ao conectar o indivíduo com frequências elevadas, potencializa essa ativação, facilitando o desenvolvimento de habilidades intuitivas, expansão da consciência e alinhamento com seu propósito de vida.

Ao incorporar a prática do Merkaba à rotina espiritual, é possível experimentar uma transformação profunda, elevando a vibração pessoal e fortalecendo a conexão com o universo.

40: Cubo de Metatron

O Cubo de Metatron contém em si os cinco sólidos platônicos, que representam os elementos da natureza e os blocos de construção da realidade. Os Arcturianos utilizam o Cubo de Metatron para harmonizar os corpos sutis, equilibrar as energias e promover a cura física e emocional.

O Cubo de Metatron contém os cinco sólidos platônicos, representando os elementos fundamentais da natureza: terra, água, fogo, ar e éter. Sua geometria sagrada atua como um catalisador de equilíbrio e cura, sendo utilizada pelos Arcturianos para harmonizar os corpos sutis, estabilizar energias e promover a cura física e emocional.

Para aplicar essa poderosa ferramenta em si mesmo, é essencial seguir um processo estruturado que permite a sintonização energética e a integração de sua vibração ao campo pessoal.

Primeiramente, escolha um local tranquilo, onde possa se concentrar sem interrupções. Sente-se confortavelmente, garantindo que a coluna esteja ereta e os pés firmemente apoiados no chão. Feche os olhos e inicie uma respiração profunda e consciente, inspirando suavemente pelo nariz e expirando pela boca, permitindo que seu corpo relaxe gradualmente. Visualize uma luz dourada descendo do alto e envolvendo-o completamente, preenchendo-o de serenidade e proteção.

Com a mente serena e o corpo receptivo, concentre-se na ativação do Cubo de Metatron. Imagine essa estrutura geométrica sagrada se formando à sua frente, resplandecente em tons dourados e azulados. Sinta sua energia expandindo-se, tocando-o suavemente e alinhando-se com sua vibração. Visualize o Cubo começando a girar lentamente no sentido horário, emitindo ondas de energia pura que envolvem seu ser. Permita-se sentir essa energia penetrando em seu campo, dissolvendo tensões e equilibrando os fluxos internos.

Agora, direcione sua atenção para o processo de cura e equilíbrio interno. Visualize o Cubo de Metatron descendo suavemente até encontrar seu chakra raiz, localizado na base da coluna. Permita que sua energia fortaleça sua ancoragem e revitalize sua força vital. Em seguida, mova a estrutura para o chakra sacral, situado logo abaixo do umbigo, e perceba a ativação de sua criatividade e equilíbrio emocional. No plexo solar, centro de sua autoconfiança e poder pessoal, imagine o Cubo irradiando uma luz intensa, dissipando quaisquer bloqueios.

Ao chegar ao chakra cardíaco, sinta a energia do Cubo expandindo-se em ondas de amor incondicional e compaixão. Deixe essa luz envolver seu peito, dissolvendo mágoas e abrindo caminho para conexões mais puras. Movendo-se para o chakra laríngeo, perceba a ativação de sua expressão e verdade interior, permitindo que sua comunicação se torne mais clara e autêntica. No terceiro olho, situado entre as sobrancelhas, visualize o Cubo ampliando sua clareza mental e intuição, conectando-o a níveis mais profundos de percepção. Por fim, ao alcançar o chakra coronário, no topo da cabeça, imagine uma luz violeta e dourada conectando você ao divino, trazendo iluminação e sabedoria.

Após esse alinhamento, visualize a energia do Cubo expandindo-se além de seu corpo, conectando-se ao campo universal de sabedoria. Sinta sua consciência se ampliando, absorvendo conhecimento e insights profundos. Nesse momento, mentalize a afirmação: "Eu ativo a geometria sagrada do Cubo de Metatron para purificar, equilibrar e expandir minha energia."

Para encerrar, visualize o Cubo diminuindo sua rotação e suavemente se fixando dentro de seu campo energético, onde continuará vibrando em harmonia com sua essência. Respire profundamente três vezes, sentindo-se completamente presente e equilibrado. Abra os olhos lentamente, movimente-se suavemente e retorne ao seu estado de vigília com uma sensação renovada de bem-estar e clareza.

Além de utilizá-lo em si mesmo, o Cubo de Metatron também pode ser aplicado em outras pessoas para promover cura e equilíbrio energético. Para isso, inicie criando um espaço sagrado adequado para a prática. Peça para a pessoa se sentar ou deitar confortavelmente, garantindo que esteja relaxada e em um estado receptivo. Oriente-a a respirar profundamente, permitindo que seu corpo e mente se abram à experiência. Então, visualize uma esfera de luz dourada ao redor de ambos, formando um campo energético de proteção e conexão.

Com o ambiente preparado, concentre-se na ativação do Cubo de Metatron sobre o corpo da pessoa. Imagine-o girando suavemente acima dela, irradiando energia de cura e dissolvendo quaisquer bloqueios ou densidades acumuladas. Se sentir intuitivamente, utilize suas mãos para direcionar essa energia, canalizando luz sobre pontos específicos e reforçando o fluxo energético da pessoa.

Agora, visualize o Cubo descendo e se posicionando sobre cada chakra, um de cada vez. Ao passar pelo chakra raiz, permita que a energia do Cubo traga estabilidade e força. No chakra sacral, visualize um fluxo suave de criatividade e equilíbrio emocional sendo restaurado. No plexo solar, sinta a ativação do poder pessoal e da autoconfiança. Ao chegar ao chakra cardíaco, permita que o Cubo expanda sentimentos de amor e compaixão. No laríngeo, visualize uma ativação da expressão genuína e autêntica. No terceiro olho, sinta a conexão com a intuição se intensificar, enquanto no chakra coronário, visualize uma expansão espiritual luminosa.

Para potencializar esse processo, é possível utilizar cristais específicos posicionados sobre cada chakra ou incorporar frequências vibracionais, como 432 Hz ou 528 Hz, que auxiliam na harmonização energética.

Quando sentir que a energia foi estabilizada, visualize o Cubo de Metatron se fixando no campo áurico da pessoa, onde continuará atuando em seu equilíbrio. Peça para ela respirar profundamente e sentir-se plenamente restaurada. Para finalizar, conduza-a a uma breve meditação ou recite um mantra de ancoragem, como: "Que esta energia sagrada traga equilíbrio e clareza para minha jornada."

Os benefícios dessa prática são profundos e abrangentes. Além de proporcionar uma harmonização energética intensa, o Cubo de Metatron auxilia no alinhamento dos chakras e corpos sutis, promovendo um estado de equilíbrio e bem-estar integral. Sua vibração também favorece o acesso a estados elevados de consciência, permitindo maior conexão com dimensões superiores de conhecimento e espiritualidade. A prática regular contribui para a cura emocional, ajudando a liberar padrões limitantes e restaurar a clareza mental.

Por fim, ao ativar essa poderosa geometria sagrada, não apenas protegemos e fortalecemos nosso campo energético, mas também nos abrimos para uma jornada de autotransformação e conexão com o divino.

41: Espiral

A espiral é um símbolo de crescimento, expansão e evolução. Ela representa o movimento da energia vital e a jornada da alma em direção à ascensão. Os Arcturianos utilizam a espiral para ativar o DNA, acelerar o processo de cura e promover a conexão com a sabedoria universal.

A espiral é um símbolo ancestral de crescimento, expansão e evolução espiritual, refletindo o fluxo da energia vital e a ascensão da consciência. Seu movimento ressoa com os padrões da natureza, desde a rotação das galáxias até o crescimento das plantas e a estrutura do próprio DNA humano. Os Arcturianos, seres conhecidos por sua elevada consciência e sabedoria cósmica, utilizam a espiral como uma poderosa ferramenta de ativação energética, promovendo a expansão do ser em diferentes níveis. Ao incorporar esse símbolo em práticas espirituais, é possível acelerar processos de cura, despertar potenciais adormecidos e estabelecer uma conexão profunda com a sabedoria universal.

Para aplicar a espiral em si mesmo, o primeiro passo envolve a preparação e a conexão com essa energia. Escolha um local tranquilo, onde possa se concentrar sem interrupções. Sente-se confortavelmente ou permaneça em pé com os pés firmemente alinhados ao solo. Respire profundamente algumas vezes, permitindo que a mente e o corpo relaxem completamente. Em seguida, visualize uma espiral luminosa pairando acima de sua cabeça, irradiando uma luz vibrante e acolhedora, que começa a descer suavemente em sua direção, preparando o campo energético para a ativação.

Ao avançar para a ativação do fluxo energético, imagine essa espiral começando a girar no sentido horário ao redor do seu corpo. Sinta sua presença como uma corrente de luz dourada e azulada, envolvendo-o completamente. Visualize essa energia penetrando em cada célula, despertando memórias cósmicas e ativando seu potencial interior. Deixe-se levar pela sensação de leveza e expansão, percebendo como sua vibração se eleva e seu campo energético se fortalece.

No estágio seguinte, a ativação do DNA espiritual, direcione sua atenção ao centro do seu ser, concentrando-se no chakra cardíaco. Imagine que uma pequena espiral dourada surge nesse ponto e começa a se expandir, percorrendo todo o seu corpo com sua frequência elevada. Sinta como essa ativação traz uma onda de vitalidade, equilíbrio e clareza mental. Permita que essa energia dissolva bloqueios e abra portas para a percepção de novas realidades. Para potencializar esse processo, mentalize a afirmação: *"A energia da espiral ativa meu potencial divino e desperta minha sabedoria interior."* Repita-a algumas vezes, absorvendo seu significado e permitindo que ressoe profundamente em sua consciência.

Ao prosseguir para a conexão com a sabedoria universal, visualize a espiral expandindo-se além dos limites do seu corpo, ligando-se ao campo quântico do universo. Sinta-se conectado a uma fonte infinita de conhecimento e intuição. Permita que essa energia traga mensagens sutis, insights e curas energéticas. Fique nesse estado pelo tempo que sentir necessário, absorvendo a vibração e permitindo que sua consciência se expanda para novas dimensões.

Para encerrar e integrar a experiência, imagine a espiral diminuindo sua rotação e se estabilizando dentro do seu campo energético. Respire profundamente e, ao expirar, traga sua atenção de volta ao presente. Abra os olhos lentamente, percebendo a sensação de equilíbrio e renovação. Movimente o corpo suavemente, permitindo que essa nova frequência se integre completamente ao seu ser.

Quando aplicada a outras pessoas, a espiral pode atuar como um poderoso canal de cura e elevação vibracional. O primeiro passo consiste em criar um espaço energético harmonioso. Peça para a pessoa sentar-se ou deitar-se confortavelmente e oriente-a a respirar profundamente, relaxando completamente. Visualize um campo de luz envolvendo-a, criando um ambiente seguro e propício para a experiência.

A seguir, concentre-se na visualização e no direcionamento da energia. Imagine uma grande espiral de luz dourada e azulada surgindo sobre a pessoa e descendo suavemente até envolvê-la. Visualize essa espiral girando no sentido horário ao seu redor, promovendo um realinhamento energético. Direcione essa energia para equilibrar os chakras, dissolver bloqueios e restaurar a harmonia no campo físico e espiritual.

No momento da ativação do DNA e da expansão da consciência, visualize a espiral penetrando profundamente no campo celular da pessoa. Mentalize que essa ativação desperta memórias ancestrais, habilidades intuitivas e potenciais latentes. Se perceber que há uma área específica necessitando de cura ou ajuste energético, concentre a espiral nessa região, desacelerando seu movimento até que a harmonização esteja concluída.

Para integrar e ancorar os efeitos dessa prática, diminua gradativamente a rotação da espiral e visualize-a se estabilizando dentro do campo energético da pessoa. Oriente-a a respirar profundamente algumas vezes, absorvendo a nova frequência e sentindo-se plenamente conectada. Finalize o processo entoando um mantra de alinhamento ou emitindo sons de alta vibração, como frequências de 741 Hz, para promover a cura celular, ou 963 Hz, para aprofundar a conexão espiritual.

Os benefícios dessa prática são vastos e abrangem diferentes níveis do ser. A ativação do DNA espiritual promove um despertar interior profundo, enquanto a harmonização do campo energético traz equilíbrio e bem-estar. Ao dissolver padrões emocionais e energéticos estagnados, a espiral auxilia na libertação de bloqueios e na expansão da percepção. Essa conexão com as forças cósmicas acelera processos de cura e evolução espiritual, proporcionando uma jornada de autoconhecimento e transformação.

42: Mandala

As mandalas são representações geométricas que simbolizam a totalidade e a unidade. Elas são utilizadas em meditações e práticas de cura para harmonizar a energia, acalmar a mente e promover a concentração.

As mandalas são representações geométricas que simbolizam totalidade, equilíbrio e unidade. Mais do que simples formas, elas atuam como portais energéticos que promovem cura, concentração e expansão da consciência. Sua estrutura geométrica, composta por padrões simétricos, ressoa com a harmonia universal, influenciando diretamente os campos energéticos daqueles que as utilizam. Civilizações antigas já compreendiam esse poder e as incorporavam em rituais, templos e práticas espirituais. Entre os Arcturianos, seres altamente evoluídos em espiritualidade e tecnologia, as mandalas são ferramentas essenciais para meditações avançadas e alinhamento energético. Eles compreendem que essas formas sagradas harmonizam os corpos sutis, auxiliam no acalmar da mente e fortalecem a conexão espiritual, permitindo uma sintonia mais profunda com frequências superiores.

A aplicação prática das mandalas pode ser realizada de diversas formas, sendo uma das mais eficazes a meditação e absorção de suas energias. Ao utilizar uma mandala, seja ela física ou visualizada mentalmente, é possível estabelecer um campo vibracional que atua diretamente na energia do praticante. Esse processo ocorre por meio de um fluxo contínuo de ressonância, no qual a mente e o espírito se alinham à geometria sagrada da mandala, possibilitando equilíbrio interno e expansão da consciência.

Para aplicar a mandala em si mesmo, o primeiro passo é a preparação e escolha da mandala correta. Esse momento inicial é essencial, pois cada mandala possui uma vibração específica e deve estar alinhada com sua energia atual ou com aquilo que deseja transformar. A escolha pode ser intuitiva ou baseada em um objetivo específico, como cura, proteção, ativação energética ou concentração. Se for uma mandala impressa ou desenhada, posicione-a em um local visível. Caso prefira mentalizá-la, busque visualizar seus detalhes e cores com o máximo de clareza possível. Em seguida, acomode-se em um local tranquilo e confortável, adote uma postura relaxada e inicie um ciclo de respiração profunda, permitindo que sua mente e seu corpo entrem em um estado de calma e receptividade.

Na segunda etapa, inicia-se a conexão com a mandala. Fixe suavemente o olhar em seu centro, deixando sua visão se expandir ao redor dos padrões geométricos. Se estiver utilizando uma mandala mentalizada, visualize-a girando lentamente à sua frente, irradiando energia em todas as direções. Nesse momento, a sintonia com a mandala começa a se estabelecer. Sinta sua vibração interagindo com seu campo energético, permitindo que sua consciência mergulhe nos detalhes e cores da imagem. Essa interação cria um fluxo de energia que auxilia na harmonização emocional e mental, promovendo uma sensação de alinhamento e equilíbrio interno.

A absorção e o alinhamento energético acontecem na etapa seguinte. Imagine que a mandala começa a emitir uma luz suave, pulsante e envolvente, que se expande e integra-se ao seu campo energético. Essa luz percorre todo o seu ser, dissolvendo bloqueios emocionais e desobstruindo canais energéticos. Visualize essa energia purificando seus chakras, restaurando sua vitalidade e fortalecendo sua aura. Permaneça nesse estado por alguns minutos, sentindo-se cada vez mais leve e elevado vibracionalmente. A cada respiração, permita que essa energia se intensifique, revitalizando sua mente e seu corpo.

Na sequência, entra-se na fase de integração e meditação. Feche os olhos suavemente, mantendo a sensação da mandala em seu interior. Deixe que essa energia continue a se manifestar em todas as áreas da sua vida. Para potencializar esse processo, mentalize a afirmação:

"Eu integro a harmonia e o equilíbrio da mandala em todas as áreas da minha vida."

Repita mentalmente essa frase algumas vezes, absorvendo sua intenção. Sinta como a energia da mandala se ajusta ao seu ser, promovendo um estado de serenidade e clareza. Fique nesse estado meditativo pelo tempo que considerar necessário, permitindo que sua consciência se expanda sem pressa.

Por fim, é hora de retornar ao estado de vigília e realizar o aterramento da energia absorvida. Lentamente, traga sua atenção de volta ao corpo físico. Movimente suavemente as mãos, os pés e o pescoço, sentindo o contato com o ambiente ao seu redor. Abra os olhos com calma e perceba a sensação de renovação e equilíbrio que a prática proporcionou. Sinta-se grato pelo momento vivenciado e carregue essa energia positiva ao longo do seu dia.

Além da aplicação pessoal, as mandalas também podem ser utilizadas para beneficiar outras pessoas. Nesse caso, o primeiro passo é a preparação do ambiente e da energia. Escolha uma mandala adequada à necessidade da pessoa, seja para cura, proteção, ativação ou concentração. O ambiente deve ser tranquilo e livre de interferências externas, permitindo que o receptor da prática possa relaxar profundamente. Oriente-o a se sentar ou deitar confortavelmente e a iniciar uma respiração profunda, promovendo um estado de relaxamento receptivo.

O segundo passo envolve a projeção da mandala no campo energético da pessoa. Posicione a mandala próxima ao corpo dela ou visualize-a girando suavemente sobre sua aura. Imagine que essa mandala emite pulsos de luz que fluem e preenchem todo o campo energético, dissolvendo tensões e restaurando o equilíbrio. Se houver uma área específica que precise de harmonização, direcione conscientemente a energia da mandala para esse ponto, intensificando sua atuação.

Após alguns minutos de interação energética, chega o momento da estabilização e ancoragem.

Visualize a mandala fixando-se harmoniosamente no campo energético da pessoa, estabelecendo uma vibração estável e revigorante. Oriente-a a mentalizar uma luz suave envolvendo todo o seu ser, proporcionando bem-estar e clareza mental. Para encerrar a prática, um mantra pode ser entoado, selando a energia gerada. Um exemplo eficaz é: *"Harmonia e luz fluem através de mim, trazendo paz e equilíbrio."*
Essa afirmação fortalece o efeito da prática e ancora a vibração elevada na pessoa que recebeu a energia da mandala.

    O uso contínuo das mandalas traz inúmeros benefícios para o corpo, mente e espírito. Entre seus principais efeitos positivos, destacam-se a harmonização dos chakras e dos corpos sutis, a ampliação da concentração e do foco mental, o equilíbrio emocional e a redução do estresse. Além disso, a prática auxilia na conexão com estados elevados de consciência, permitindo uma maior sintonia com o eu superior e o universo. Outro aspecto fundamental é o despertar da criatividade e da intuição, pois as mandalas atuam como catalisadoras da expressão interior e da expansão da percepção sensorial.

    Ao incorporar as mandalas em sua rotina, seja por meio da meditação, visualização ou harmonização energética, você abre um canal poderoso de conexão com sua essência mais elevada. Essa prática simples, mas profundamente transformadora, tem o potencial de elevar sua vibração e trazer um novo nível de equilíbrio para sua vida.

Aplicações da Geometria Sagrada na Cura Arcturiana

43: Meditação com Símbolos

Meditar com símbolos da Geometria Sagrada, como a Flor da Vida e o Merkaba, facilita a conexão com os Arcturianos, a elevação da vibração e a cura multidimensional.

A meditação com símbolos da Geometria Sagrada é uma prática profundamente transformadora, capaz de elevar a vibração, facilitar a conexão com os Arcturianos e promover a cura multidimensional. Esses símbolos atuam como chaves energéticas, desbloqueando portais de consciência e harmonizando os fluxos sutis do ser. Entre os mais poderosos, destacam-se a Flor da Vida, que ressoa com a estrutura fundamental da criação, e o Merkaba, um campo de luz geométrico que ativa o Corpo de Luz e fortalece a proteção espiritual.

Para aplicar essa prática em si mesmo, é essencial criar um ambiente adequado. Escolha um local tranquilo onde possa meditar sem interrupções, garantindo um espaço de serenidade e introspecção. Se desejar, utilize elementos sensoriais como incensos ou óleos essenciais para reforçar a harmonia energética do ambiente. Sente-se confortavelmente, mantendo a coluna ereta, os pés firmemente apoiados no solo e as mãos repousando suavemente sobre as pernas. Feche os olhos e concentre-se na respiração, inspirando profundamente pelo nariz e expirando lentamente pela boca, permitindo que o corpo e a mente entrem em um estado de relaxamento profundo.

A escolha do símbolo é um passo crucial, pois cada um possui uma frequência específica. Se optar pela Flor da Vida, esteja ciente de que sua energia promove a ativação do campo energético, a conexão universal e a harmonização celular. Já o Merkaba potencializa a ascensão espiritual, fortalece a proteção energética e ativa o Corpo de Luz. Visualize o símbolo à sua frente, brilhando com uma luminosidade dourada, irradiando energia sutil. Imagine essa luz se expandindo gradualmente até envolver todo o seu ser, preenchendo cada célula com sua vibração elevada.

Enquanto o símbolo resplandece diante de você, permita que ele gire suavemente, ajustando sua frequência vibracional e realinhando seus chakras. Sinta a energia fluindo por todo o corpo, dissolvendo bloqueios e promovendo uma cura em múltiplos níveis. Se desejar aprofundar essa conexão, repita mentalmente uma afirmação poderosa, como: "A Geometria Sagrada ativa minha conexão divina e eleva minha consciência." Essa declaração reforça a integração da energia do símbolo ao seu campo vibracional, potencializando os efeitos da prática.

A conexão com os Arcturianos pode ser ativada ao imaginar que a luz do símbolo se projeta para uma esfera azul de energia localizada acima da sua cabeça. Essa esfera representa um portal dimensional para frequências mais elevadas. Visualize-a expandindo-se suavemente, estabelecendo um canal de comunicação com os Arcturianos. Permaneça nesse estado de receptividade, abrindo-se para mensagens, insights e sensações sutis que possam surgir. Muitas vezes, a comunicação ocorre por meio de intuições profundas ou imagens simbólicas, manifestando-se como um fluxo natural de compreensão cósmica.

Ao concluir a meditação, é essencial ancorar a experiência para garantir a estabilidade energética. Visualize a luz do símbolo se fixando suavemente em seu campo áurico, selando os benefícios da prática em seu ser. Lentamente, traga sua atenção de volta ao corpo físico, sentindo o contato com o solo, movendo-se suavemente e respirando profundamente. Abra os olhos e tome alguns instantes para perceber as mudanças sutis em sua energia antes de retornar às suas atividades diárias.

Essa mesma prática pode ser aplicada a outras pessoas, promovendo cura e harmonização energética. Para isso, inicie preparando o campo energético do receptor. Peça para a pessoa se deitar ou sentar confortavelmente e oriente-a a respirar profundamente, permitindo que entre em um estado de relaxamento. Mentalize uma esfera de luz azul ao redor dela, criando um espaço seguro e protegido para a sessão de meditação.

A ativação do símbolo da Geometria Sagrada deve ser feita com intenção clara. Escolha o símbolo mais adequado à necessidade da pessoa e visualize-o posicionado acima dela, irradiando uma luz suave e curativa. Imagine-o girando lentamente, emitindo ondas de energia que envolvem o corpo do receptor, promovendo equilíbrio e alinhamento.

Para potencializar a transmissão energética, utilize as mãos como canalizadores da energia do símbolo. Sinta o fluxo vibracional fluindo através de você e perceba intuitivamente quais áreas do corpo necessitam de mais ajustes. Se sentir necessidade, pode repetir um mantra específico ou entoar sons de ativação arcturiana, intensificando a frequência vibracional do processo de cura.

A integração da energia deve ser realizada com sutileza. Visualize o símbolo diminuindo gradualmente sua intensidade, estabilizando-se no campo energético da pessoa. Peça para que ela respire profundamente algumas vezes e, se desejar, compartilhe suas sensações e percepções sobre a experiência. Finalize a sessão com uma afirmação de equilíbrio e harmonia, como: "A luz e a harmonia da Geometria Sagrada fluem livremente em minha vida."

Os benefícios dessa prática são vastos e abrangem múltiplos níveis do ser. A meditação com símbolos da Geometria Sagrada aprimora a conexão com dimensões superiores, fortalecendo o campo energético e ativando o Corpo de Luz. Além disso, equilibra os chakras, promove cura multidimensional e expande a intuição, facilitando o acesso a informações cósmicas. Como consequência, abre portas para uma comunicação mais clara e profunda com os Arcturianos e outros seres de alta vibração, promovendo um alinhamento espiritual que ressoa através de todas as áreas da vida.

44: Visualização de Formas Geométricas

Visualizar formas geométricas, como a espiral e o Cubo de Metatron, harmoniza os corpos sutis, promove a cura e facilita a manifestação de desejos.

A prática da visualização de formas geométricas é um método profundo e transformador, capaz de realinhar os corpos sutis, promover a cura e facilitar a manifestação de desejos. Símbolos como a espiral e o Cubo de Metatron carregam frequências vibracionais que atuam diretamente na reestruturação do campo energético, permitindo uma conexão mais profunda com estados elevados de consciência. Os Arcturianos, seres conhecidos por seu avanço espiritual e tecnológico, utilizam essas formas para ajustar frequências, equilibrar energias e criar estados de profunda harmonia, auxiliando aqueles que buscam elevar sua vibração e manifestar intenções alinhadas com a ordem cósmica.

Para aplicar a visualização de formas geométricas em si mesmo, é fundamental seguir um processo estruturado. O primeiro passo é criar um ambiente propício para a prática. Escolha um local tranquilo, onde possa se concentrar sem interrupções. Sente-se confortavelmente ou deite-se, garantindo que sua coluna esteja alinhada para permitir um fluxo energético adequado. Respire profundamente algumas vezes, inspirando pelo nariz e expirando lentamente pela boca, permitindo que cada expiração libere tensões acumuladas. Feche os olhos e entregue-se a um estado receptivo, onde sua mente se torna um espaço fértil para a experiência energética.

Com a mente em estado de relaxamento, é o momento de escolher qual forma geométrica será visualizada, dependendo do seu objetivo. A espiral, por exemplo, é ideal para expansão da consciência, conexão cósmica e ativação do DNA, enquanto o Cubo de Metatron favorece o alinhamento energético, o equilíbrio dos corpos sutis e a proteção espiritual. Assim que definir a forma, imagine-a à sua frente, composta de uma luz dourada e vibrante, irradiando uma energia que pulsa suavemente no ritmo do universo.

O próximo passo é integrar essa forma geométrica ao seu campo energético. Visualize-a girando lentamente enquanto se aproxima do seu corpo, atravessando suavemente as camadas do seu campo áurico. Permita que essa energia dissolva bloqueios e harmonize suas frequências, trazendo equilíbrio e uma sensação de bem-estar profundo. Sinta essa luz penetrando cada célula do seu ser, reestruturando sua energia e promovendo cura onde for necessário.

Caso tenha um objetivo específico, como alcançar clareza mental, fortalecer sua intuição ou manifestar um desejo, direcione a energia da forma geométrica para essa intenção. Veja-a expandindo e emitindo pulsos de luz que envolvem seu corpo, enviando essa vibração ao universo. Reforce essa conexão com uma afirmação poderosa, como:

"A Geometria Sagrada alinha minha energia com a manifestação dos meus desejos mais elevados."

Enquanto repete essa frase mentalmente, sinta a ressonância dessa energia cocriando sua realidade, ajustando-se ao campo universal da abundância e possibilitando a concretização de seus intentos.

Para encerrar a prática, visualize a forma geométrica se estabilizando em sua aura, ancorando a energia para que seus benefícios sejam duradouros. Respire profundamente, trazendo sua consciência de volta ao momento presente. Mova-se suavemente, sentindo a integração da experiência antes de abrir os olhos. Essa finalização garante que o processo seja absorvido de forma equilibrada, permitindo que você siga com uma sensação de alinhamento e proteção.

A visualização de formas geométricas também pode ser aplicada em outras pessoas, auxiliando na harmonização e cura do campo energético delas. Para isso, comece preparando o ambiente e orientando a pessoa a se sentar ou deitar de maneira confortável. Peça para que ela respire profundamente, permitindo que seu corpo relaxe gradualmente. Imagine um campo de luz dourada envolvendo-a, criando um espaço seguro e harmonioso, pronto para receber a energia transformadora.

Escolha o símbolo adequado para as necessidades da pessoa e visualize-o posicionado acima dela. Veja a forma geométrica girando suavemente, emitindo ondas de luz que descem até seu campo energético. Direcione essa energia com intenção, permitindo que dissolva bloqueios e realinhe frequências. Observe intuitivamente quais áreas do corpo necessitam de maior atenção e posicione mentalmente a forma geométrica sobre essas regiões.

Se estiver utilizando o Cubo de Metatron, visualize-o envolvendo todo o corpo da pessoa, equilibrando seus chakras e harmonizando sua energia de maneira profunda. Caso opte pela espiral, imagine-a ativando o DNA espiritual e despertando potencialidades adormecidas. Permita-se sentir a energia fluindo, ajustando e restaurando o equilíbrio energético.

Para finalizar a sessão, visualize a energia da forma geométrica se fixando no campo da pessoa, proporcionando estabilidade e continuidade ao processo. Peça para que ela respire profundamente e perceba a sensação de equilíbrio e renovação. Reforce o alinhamento com uma afirmação, como:

"Eu integro a Geometria Sagrada e permito que minha energia flua em harmonia com o cosmos."

Esse fechamento sela a prática e garante que a energia se mantenha ativa no campo da pessoa, favorecendo sua jornada de cura e expansão.

A prática da visualização de formas geométricas traz inúmeros benefícios, como a harmonização dos corpos sutis e o equilíbrio energético, facilitando o processo de cura física e emocional. Além disso, essa técnica ativa a energia da manifestação e cocriação, permitindo que intenções se materializem com mais fluidez. Outro benefício significativo é a expansão da percepção, promovendo uma conexão mais profunda com o Eu Superior e facilitando o acesso a estados elevados de consciência. Além disso, a proteção espiritual e o fortalecimento da aura são reforçados, criando um campo energético mais resistente e estável diante das adversidades externas.

    Ao incorporar essa prática na rotina, você estará constantemente ajustando suas frequências e alinhando-se a um fluxo energético mais harmônico e elevado. A Geometria Sagrada é uma ferramenta poderosa que, quando utilizada com intenção e regularidade, pode transformar profundamente a maneira como interagimos com nossa própria energia e com o universo.

45: Construção de Mandalas

Criar mandalas com cores e formas geométricas específicas promove a cura emocional, a expressão criativa e a conexão com o Eu Superior.

A construção de mandalas é uma prática poderosa para harmonizar emoções, expandir a criatividade e fortalecer a conexão com dimensões sutis da consciência. Mais do que meros desenhos ou formas ornamentais, as mandalas atuam como portais energéticos, canalizando frequências específicas por meio de cores e geometrias sagradas. Culturas ancestrais e tradições espirituais diversas já reconheciam sua influência no equilíbrio interior e na ativação de estados elevados de percepção. Os Arcturianos, seres conhecidos por sua sabedoria e tecnologia avançada, utilizam essa técnica para ajustar vibrações, estabilizar o campo energético e estimular a expansão da consciência. Ao criar uma mandala, você não apenas expressa sua intuição artística, mas também estabelece um campo de energia sagrada, alinhando-se com o fluxo cósmico e permitindo que sua intenção se materialize por meio de formas e cores que ressoam com sua essência.

O processo de criação de uma mandala pessoal começa com um momento de introspecção e preparação. Para isso, escolha um ambiente tranquilo, onde possa se concentrar sem interrupções. A atmosfera deve ser propícia ao relaxamento, podendo incluir incensos, velas ou músicas suaves, se desejar. Respire profundamente algumas vezes, permitindo que sua mente se acalme e seu corpo entre em um estado de receptividade. Esse é o momento de definir a intenção da sua mandala, que pode estar relacionada à cura emocional, trabalhando questões como traumas, ansiedade e busca por equilíbrio interior; à expansão da consciência, promovendo uma conexão mais profunda com o Eu Superior e despertando faculdades intuitivas; ou à manifestação de desejos, auxiliando na atração de oportunidades e na transformação de padrões limitantes.

Com a intenção definida, a escolha das cores e formas geométricas torna-se um passo essencial, pois cada uma carrega uma vibração específica. O azul evoca paz, clareza mental e proteção espiritual, enquanto o verde está ligado à cura, regeneração e equilíbrio emocional. O dourado remete à elevação espiritual, iluminação e conexão com planos superiores, ao passo que o roxo favorece a expansão da consciência, a intuição e a transmutação energética. Além das cores, as formas geométricas desempenham um papel fundamental na estrutura energética da mandala. A Flor da Vida, um símbolo ancestral, auxilia no alinhamento energético e na harmonia universal. A espiral representa evolução, fluxo contínuo de energia e ativação do DNA, enquanto o Cubo de Metatron oferece proteção, equilíbrio e purificação energética.

A criação da mandala pode ser feita em diferentes suportes, como papel, tela, areia colorida ou até meios digitais, dependendo da sua preferência e habilidade. O processo começa com um ponto central, que simboliza a conexão com o Universo e o Eu Superior. A partir desse ponto, as formas geométricas e padrões simétricos são desenhados, irradiando-se para fora em um fluxo contínuo. Não há necessidade de seguir um plano rígido; permita que sua intuição guie a escolha de cores e formas, deixando que a energia flua naturalmente por meio da arte.

Uma vez concluída, a mandala precisa ser ativada energeticamente para potencializar sua vibração. Para isso, posicione as mãos sobre ela e feche os olhos, visualizando um fluxo de luz dourada descendo do cosmos e impregnando sua criação com energia elevada. Enquanto mantém essa conexão, mentalize a seguinte afirmação:

"Esta mandala carrega a energia da cura e do equilíbrio, alinhando-me com a harmonia universal."

Permita que essa vibração se integre ao seu campo energético, sentindo a presença sutil da mandala agindo em seu interior.

O uso contínuo da mandala fortalece sua influência em sua vida. Coloque-a em um local visível, como um altar, uma parede ou um espaço sagrado, para que sua energia permaneça ativa. Sempre que precisar de equilíbrio ou orientação, concentre-se na mandala, permitindo que sua frequência interaja com seu campo energético. Caso sinta que a mandala cumpriu seu propósito, você pode desfazê-la de maneira simbólica, queimando-a (se for de papel) ou dissolvendo-a, liberando sua energia de volta ao universo.

Criar mandalas para outras pessoas é um ato de doação energética e intenção elevada. Antes de começar, é importante definir a intenção e sintonizar-se com a energia da pessoa que receberá a mandala. Para isso, pergunte qual o objetivo desejado, seja cura, proteção, expansão ou manifestação, e, se possível, peça à pessoa que compartilhe sentimentos ou áreas da vida que precisam de equilíbrio. Respire profundamente e visualize um elo energético entre você e ela, permitindo que a intuição guie o processo criativo.

No momento da criação, personalize a mandala de acordo com as necessidades da pessoa, escolhendo cores e formas específicas que ressoem com seu campo vibracional. Enquanto desenha ou pinta, mentalize frequências de luz fluindo para a mandala, impregnando-a com energia curativa e harmonizadora. Para finalizar, adicione um ponto central de luz dourada, representando equilíbrio, proteção e plenitude.

A ativação da mandala para outra pessoa segue um ritual semelhante ao da mandala pessoal. Coloque as mãos sobre a mandala recém-criada e visualize uma esfera de energia azul e dourada envolvendo-a, canalizando sua intenção para ela. Mentalize a seguinte afirmação:

"Esta mandala canaliza energia de cura e equilíbrio para [nome da pessoa], auxiliando-a em seu caminho."

Depois, envie a mandala para a pessoa e oriente-a sobre como utilizá-la, seja por meio da exposição em um local especial, da meditação ou da visualização frequente.

A construção de mandalas traz benefícios profundos e abrangentes. Ao harmonizar o campo energético, essa prática auxilia na liberação de emoções reprimidas, permitindo uma purificação emocional e mental. Além disso, amplia a criatividade e a intuição, favorecendo a expressão da essência interior. No nível espiritual, facilita a cura e fortalece a conexão com o Eu Superior, proporcionando um caminho mais consciente e alinhado com a harmonia universal.

46: Utilização de Cristais

Combinar cristais com formas geométricas sagradas amplifica a energia curativa e direciona-a para um propósito específico.

A combinação de cristais com formas geométricas sagradas é uma prática ancestral que potencializa a energia curativa e direciona-a para um propósito específico. Os Arcturianos utilizam essa técnica para ajustar padrões vibracionais, ativar processos de cura energética e expandir a consciência. Cada cristal carrega uma frequência única, que pode ser intensificada quando alinhada com estruturas geométricas como o Cubo de Metatron, a Flor da Vida e o Merkaba.

Para aplicar essa técnica em si mesmo, é essencial seguir um processo estruturado. Primeiro, deve-se definir a intenção a ser trabalhada e escolher o cristal correspondente. O quartzo cristal é ideal para purificação e equilíbrio energético; a ametista favorece proteção espiritual e intuição; a turmalina negra proporciona limpeza de energias densas e aterramento; o quartzo rosa auxilia na cura emocional e harmonia; e a selenita eleva a vibração e conecta com dimensões superiores. Paralelamente, a escolha da geometria sagrada amplificará a energia do cristal: o Cubo de Metatron atua na proteção e equilíbrio dos corpos sutis, a Flor da Vida harmoniza e ativa a energia vital, e o

Merkaba promove a ativação do Corpo de Luz e a ascensão espiritual.

Após essa seleção, a preparação do ambiente e do cristal se torna essencial. O local deve ser tranquilo, sem interferências externas. O cristal precisa ser purificado antes do uso, o que pode ser feito passando-o pela fumaça de incenso, expondo-o à luz do sol ou da lua ou, caso seja seguro para o tipo de cristal, mergulhando-o em água com sal grosso. Com o cristal em mãos, é necessário intencionar a energia que se deseja ativar, concentrando-se no propósito estabelecido.

A ativação da energia ocorre quando se posiciona o cristal sobre uma representação da geometria sagrada, que pode ser um desenho, um tapete ou uma visualização mental. Sentando-se confortavelmente, fecham-se os olhos e respiram-se profundamente. Deve-se imaginar o cristal emitindo uma luz intensa que forma a geometria ao redor do corpo. Essa energia se expande, fluindo por todos os chakras e dissolvendo bloqueios energéticos.

O direcionamento da energia é um passo crucial. Para a cura emocional, o cristal deve ser posicionado sobre o chakra cardíaco, visualizando uma luz rosa preenchendo o coração. Para proteção e aterramento, coloca-se o cristal na base da coluna ou nas mãos, imaginando uma luz dourada envolvendo todo o campo energético. Caso o objetivo seja a expansão da consciência, o cristal deve ser segurado na altura do terceiro olho, visualizando-se um portal de luz se abrindo.

A finalização do processo deve ser feita com atenção para garantir integração energética. Depois de sentir a energia sendo absorvida, realiza-se três respirações profundas antes de abrir os olhos lentamente. A gratidão ao cristal e à geometria sagrada é um gesto importante para selar a conexão. O cristal deve ser guardado em um local especial e, se possível, deixado sobre a geometria sagrada para manter sua vibração elevada.

A técnica também pode ser aplicada em outras pessoas, seguindo um procedimento similar. Primeiramente, o espaço e o paciente devem ser preparados. A pessoa pode se deitar ou sentar confortavelmente, respirando profundamente para relaxar. Criar um campo de luz ao redor dela garante proteção e harmonia durante o processo.

Na escolha dos cristais, é necessário considerar as necessidades energéticas da pessoa e posicioná-los sobre os chakras principais ou em pontos estratégicos do corpo. Um desenho da geometria sagrada pode ser colocado sob o paciente ou mentalmente visualizado ao seu redor, criando uma estrutura de sustentação energética.

A ativação e o fluxo de energia acontecem quando se imagina os cristais emanando ondas de luz que se expandem pelo campo energético da pessoa. No caso do Cubo de Metatron, os cristais podem ser visualizados formando essa estrutura ao redor do corpo, promovendo proteção e equilíbrio. A Flor da Vida, por sua vez, pode ser imaginada pulsando e restaurando o fluxo de energia vital.

Para aprofundar a cura e integração, é recomendável passar as mãos suavemente sobre os cristais, direcionando a energia ao campo áurico do paciente. A pessoa pode ser incentivada a sentir as mudanças sutis em seu corpo e emoções. O uso de frequências sonoras, como 432 Hz ou 852 Hz, pode intensificar a harmonização energética.

O encerramento do processo deve ser feito removendo os cristais suavemente e orientando o paciente a respirar profundamente algumas vezes. É importante que ele se movimente lentamente antes de se levantar para garantir um aterramento adequado. Para finalizar, uma afirmação de equilíbrio pode ser utilizada, como: "Estou em harmonia com o fluxo do universo e minha energia está alinhada com o mais alto bem."

Os benefícios dessa prática são inúmeros. O uso de cristais com geometria sagrada amplifica a energia curativa, equilibra os chakras e os corpos sutis, proporciona proteção espiritual, facilita a manifestação de intenções e desejos e aprofunda a conexão com o Eu Superior e os Arcturianos.

47: Cura com as Mãos

Utilizar as mãos para traçar símbolos da Geometria Sagrada sobre o corpo do paciente promove a harmonização energética e a cura física e emocional.

A cura com as mãos, utilizada para traçar símbolos da Geometria Sagrada sobre o corpo do paciente, é uma poderosa técnica de harmonização energética que atua tanto no campo físico quanto no emocional. Os Arcturianos, seres reconhecidos por sua avançada sabedoria espiritual, aplicam esse método para restaurar a fluidez do campo vibracional, dissolver bloqueios energéticos e reconectar a pessoa com sua essência cósmica. Quando símbolos como o Merkaba, a Flor da Vida e o Cubo de Metatron são projetados sobre o corpo, ocorre uma reconfiguração energética profunda que facilita a cura e a ativação do DNA espiritual, permitindo que o indivíduo acesse estados mais elevados de consciência e equilíbrio.

Para aplicar essa técnica em si mesmo, é essencial seguir um processo cuidadoso, garantindo que a energia flua livremente e cumpra sua função restauradora. O primeiro passo envolve a preparação energética: encontrar um local tranquilo e silencioso, onde não haja interrupções, e adotar uma posição confortável, com a coluna ereta e os pés alinhados ao solo. Fechando os olhos, inicia-se um ciclo de respiração profunda, permitindo que a mente se acalme e o corpo se torne receptivo à energia sutil. Em seguida, deve-se visualizar uma luz dourada descendo do universo e envolvendo todo o corpo, criando um campo de proteção e ativação energética.

A escolha do símbolo adequado é o próximo passo e deve ser feita de acordo com a necessidade do momento. O Merkaba, por exemplo, é ideal para ativação do Corpo de Luz e proteção energética, enquanto a Flor da Vida auxilia na harmonização celular e equilíbrio emocional. O Cubo de Metatron é especialmente útil para purificação e alinhamento dos corpos sutis, ao passo que a Espiral promove a ativação do DNA e mantém um fluxo energético contínuo. Com o símbolo escolhido em mente, inicia-se o traçado energético. Movendo as mãos suavemente sobre o próprio campo áurico, visualiza-se o símbolo sendo desenhado no ar com luz dourada e azul emanando das mãos. Essa visualização não é apenas simbólica, mas age diretamente no campo energético, dissolvendo bloqueios e restaurando a harmonia vibracional.

Após o traçado, a intensificação da energia ocorre ao posicionar as mãos sobre a região que necessita de cura, como o coração, plexo solar ou cabeça. A visualização do símbolo se expandindo e preenchendo todo o ser com luz fortalece sua ação restauradora. Para potencializar o efeito, uma afirmação pode ser mentalizada, como: *"A Geometria Sagrada restaura meu equilíbrio e ativa minha conexão com a fonte divina."* Esse momento é crucial para consolidar as mudanças energéticas e integrar os benefícios da prática.

A finalização do processo deve ser feita gradualmente, reduzindo a intensidade da visualização e permitindo que a energia se estabilize. Inspirar profundamente e mover o corpo suavemente auxilia na reintegração ao estado físico. É fundamental agradecer pela conexão estabelecida e pelo restabelecimento energético antes de encerrar completamente a prática.

Quando aplicada a outras pessoas, a cura com as mãos requer atenção especial à preparação do ambiente e do paciente. O local deve ser harmonioso, silencioso e protegido de interferências externas. O paciente pode ser orientado a se deitar ou sentar confortavelmente e a respirar profundamente, entrando em um estado de relaxamento receptivo. Criar uma esfera de luz dourada e azul ao redor de ambos ajuda a estabelecer um campo energético seguro para a sessão de cura.

A escolha do símbolo da Geometria Sagrada deve considerar as necessidades específicas da pessoa, assim como ocorre na autocura. Posicionando as mãos sobre o corpo do paciente, sem tocá-lo diretamente, visualiza-se o símbolo surgindo em seu campo áurico. Esse símbolo pode então ser desenhado no ar acima da área que necessita de cura, permitindo que sua vibração se integre ao campo energético do paciente.

O direcionamento da energia acontece à medida que ondas de luz emanam das mãos e são absorvidas pelo corpo da pessoa. Durante esse processo, é possível perceber áreas com resistência ou bloqueios energéticos. Se necessário, o símbolo pode ser redesenhado ou reposicionado para intensificar a harmonização e garantir um ajuste vibracional mais eficaz. A intuição desempenha um papel fundamental nesse momento, guiando o terapeuta para realizar os ajustes necessários de acordo com a resposta energética do paciente.

Após sentir que a cura foi concluída, a integração e estabilização da energia são essenciais. O símbolo projetado deve ser suavemente fixado no campo energético da pessoa, garantindo que seu efeito perdure. Para ajudar na assimilação, o paciente pode ser incentivado a respirar profundamente e internalizar a energia recebida. Uma afirmação de integração, como *"Esta energia de cura restaura minha harmonia e ativa meu alinhamento com o Universo,"* pode ser usada para fortalecer os efeitos da sessão.

O encerramento deve ser feito com cuidado para garantir que a energia se estabilize de maneira harmoniosa. Passar as mãos suavemente ao redor do corpo do paciente ajuda a consolidar a cura e evitar dispersão energética. Antes de se levantar, o paciente deve ser incentivado a se movimentar devagar, promovendo um aterramento adequado. Como etapa final, o terapeuta deve lavar as mãos ou passá-las sob água corrente para liberar qualquer resíduo energético absorvido durante a prática.

Os benefícios da cura com as mãos e da Geometria Sagrada são vastos e impactam profundamente a saúde física, emocional e espiritual. Esse método permite a restauração do equilíbrio energético, liberando bloqueios e padrões vibracionais desalinhados. Além disso, promove a ativação do DNA espiritual e do Corpo de Luz, fortalecendo a conexão com dimensões superiores e facilitando o despertar da consciência. A harmonização dos chakras e dos corpos sutis cria um estado de bem-estar integral, permitindo que a energia vital flua de maneira mais equilibrada e saudável.

    A prática constante dessa técnica não apenas promove a autocura, mas também amplia a sensibilidade energética e a capacidade de auxiliar outras pessoas em seu processo de harmonização. Por meio do uso consciente dos símbolos sagrados e da intenção focada, é possível transformar o campo vibracional, restaurando a harmonia e ativando o potencial de cura presente em cada ser.

48: Frequências de Luz e Som

Utilizar frequências de luz e som que ressoam com os padrões da Geometria Sagrada amplifica o poder curativo e promove a harmonização dos corpos sutis.

A utilização de frequências de luz e som alinhadas à Geometria Sagrada amplifica o poder curativo e promove a harmonização dos corpos sutis. Cada frequência ressoa com um aspecto energético específico, ativando estados elevados de consciência e facilitando a cura física, emocional e espiritual. Os Arcturianos, seres conhecidos por seu alto nível de desenvolvimento espiritual e tecnológico, empregam essa técnica para recalibrar o campo vibracional, dissolvendo bloqueios energéticos e expandindo a percepção cósmica dos indivíduos. Sons específicos e padrões de luz associados à Geometria Sagrada auxiliam na reativação do DNA espiritual e fortalecem a conexão com dimensões superiores, permitindo um alinhamento profundo com as energias do universo.

Para aplicar essa técnica em si mesmo, o primeiro passo envolve a escolha da frequência sonora e do símbolo da Geometria Sagrada. Cada frequência carrega um propósito específico: 396 Hz auxilia na liberação de medos e bloqueios emocionais, 432 Hz promove harmonia universal e equilíbrio energético, 528 Hz é conhecida por sua capacidade de regeneração celular e ativação do DNA, 741 Hz atua na limpeza energética e proteção contra vibrações negativas, e 963 Hz expande a consciência, facilitando a conexão com o Eu Superior. Paralelamente à escolha sonora, a seleção de um símbolo geométrico potencializa os efeitos vibracionais. A Flor da Vida sustenta o equilíbrio do campo energético e a conexão com a matriz universal, enquanto o Cubo de Metatron oferece proteção energética e alinhamento dos corpos sutis. O Merkaba auxilia na ativação do Corpo de Luz e na ascensão espiritual, ao passo que a Espiral favorece a expansão da energia vital e o fluxo harmônico da consciência.

Após a escolha adequada, inicia-se a preparação e sintonização com a frequência. Encontrar um local tranquilo e confortável é essencial para criar um ambiente propício à prática. Caso possível, recomenda-se escutar a frequência sonora escolhida através de fones de ouvido ou caixas de som, garantindo uma imersão completa. Com o corpo relaxado, deve-se sentar ou deitar, fechando os olhos e respirando profundamente algumas vezes. Durante esse processo, a imaginação desempenha um papel fundamental: visualizar uma onda de luz vibrante descendo do universo e envolvendo o corpo com sua energia sutil e curativa potencializa a experiência.

A integração da Geometria Sagrada e da vibração sonora ocorre quando o símbolo geométrico é visualizado girando suavemente acima da cabeça, irradiando sua energia. A sintonia com a frequência sonora deve ser sentida em cada célula do corpo, permitindo que as ondas de luz e som se expandam e alinhem os chakras, dissolvendo quaisquer bloqueios energéticos que estejam presentes. Permanecer nesse estado de recepção energética, sentindo o fluxo vibracional e absorvendo as frequências sutis, é essencial para que os benefícios sejam plenamente integrados.

A próxima etapa consiste na expansão da consciência e na conexão espiritual. Nesse momento, a frequência sonora se transforma em padrões geométricos que preenchem o espaço ao redor, criando uma teia energética que amplia a percepção. A consciência se expande gradativamente, conectando-se ao campo universal da sabedoria cósmica. Para ancorar essa conexão, pode-se mentalizar a seguinte afirmação:

"A Geometria Sagrada e a vibração do som harmonizam meu ser e expandem minha consciência."

Ao finalizar a prática, é necessário um momento de estabilização e ancoramento energético. A visualização da energia se consolidando dentro do campo áurico ajuda a integrar os efeitos vibracionais. Respirar profundamente e trazer a atenção ao momento presente é crucial para evitar qualquer sensação de desorientação. Antes de abrir os olhos, é recomendado movimentar suavemente o corpo para garantir um aterramento adequado, assegurando que a experiência se torne uma base sólida para o equilíbrio energético.

Quando a técnica é aplicada em outras pessoas, a preparação do ambiente e do receptor é essencial. A pessoa deve ser orientada a se deitar ou sentar-se confortavelmente, enquanto a frequência sonora escolhida é reproduzida em volume suave, criando um campo sonoro envolvente e harmonizador. Visualizar uma esfera de luz vibrante ao redor do paciente estabelece um campo de cura protegido, no qual a energia pode fluir de maneira equilibrada.

A ativação da Geometria Sagrada se dá através da escolha do símbolo geométrico apropriado para o processo. Ele deve ser visualizado acima da pessoa, irradiando luz pulsante em sincronia com a frequência sonora utilizada. Essa emanação luminosa e vibracional direciona sua energia para diferentes áreas do corpo, promovendo equilíbrio e realinhamento sutil.

Na amplificação da energia e na cura vibracional, o praticante pode utilizar as mãos para sentir onde há bloqueios ou áreas que necessitam de maior fluxo energético. A intenção e a mentalização desempenham um papel fundamental: visualizar a frequência sonora dissolvendo padrões negativos ou vibrações desalinhadas reforça a potência da técnica. Se desejar, entoar tons vocálicos, como o som "OM" ou "AH", pode intensificar a ressonância da cura, amplificando a conexão com as energias superiores.

A integração e o encerramento da sessão ocorrem quando a energia sonora e geométrica se estabiliza no campo áurico do paciente. Para consolidar os efeitos terapêuticos, a pessoa pode ser incentivada a respirar profundamente e a sentir a harmonia em seu ser. Finalizar com uma afirmação de integração, como *"O som e a luz restauram meu equilíbrio e me alinham com o fluxo do universo"*, contribui para reforçar a conexão com a vibração curativa.

Por fim, o aterramento e o retorno à consciência normal são etapas fundamentais para garantir que a pessoa volte plenamente ao estado de vigília. Recomenda-se orientá-la a movimentar-se suavemente antes de se levantar, para evitar qualquer sensação de tontura ou dispersão energética. Beber um copo de água pode auxiliar no aterramento e na estabilização do campo energético. Além disso, o praticante pode lavar as mãos ou utilizar cristais de aterramento, como hematita ou ônix negro, para equilibrar sua própria energia após a sessão.

Os benefícios da utilização de frequências de luz e som são vastos e profundamente transformadores. A prática eleva a frequência vibracional e harmoniza o campo energético, promovendo bem-estar integral. Além disso, facilita a liberação de bloqueios emocionais e energéticos, permitindo que a energia flua de maneira mais livre e equilibrada. A expansão da percepção e a ativação do DNA espiritual fortalecem a conexão com dimensões superiores e com os Arcturianos, possibilitando um alinhamento mais profundo com a consciência cósmica. Por fim, a prática contribui para a proteção energética e a purificação de ambientes, criando espaços de harmonia e equilíbrio vibracional.

Ao integrar essas técnicas no dia a dia, torna-se possível experimentar um novo nível de consciência e bem-estar, ancorando na realidade física as vibrações elevadas que ressoam com a harmonia universal.

49: Geometria em Nossa Vida

Integrar a Geometria Sagrada em nosso cotidiano é mais do que um ato simbólico; é uma forma de alinhar nossa energia com os padrões que regem toda a criação. Quando escolhemos incorporar esses princípios em nosso dia a dia, seja na disposição dos móveis de nossa casa, na escolha de roupas e acessórios com símbolos geométricos ou até mesmo em práticas espirituais e meditativas, estamos, na verdade, nos conectando com uma linguagem universal que transcende o tempo e o espaço. Esse alinhamento sutil influencia não apenas nosso campo energético individual, mas também a harmonia dos ambientes em que vivemos e das pessoas ao nosso redor.

A conexão com a Geometria Sagrada permite perceber que tudo no universo vibra em frequências específicas, e cada forma geométrica possui uma assinatura vibracional única. Os Arcturianos ensinam que esses padrões, quando incorporados conscientemente à nossa rotina, auxiliam no realinhamento energético, restaurando o equilíbrio natural do corpo e da mente. Assim, ao meditarmos diante de um símbolo como a Flor da Vida ou ao utilizarmos um Cubo de Metatron em práticas de proteção e elevação espiritual, estamos ativando frequências que harmonizam nossa energia com os ritmos cósmicos.

Além das práticas meditativas, a presença da Geometria Sagrada em nosso ambiente pode transformar completamente nossa percepção e bem-estar. Arquiteturas inspiradas nesses princípios, por exemplo, utilizam proporções harmônicas e formas geométricas específicas para criar espaços que favorecem o equilíbrio e a elevação vibracional. A disposição dos móveis e objetos em um espaço pode ser ajustada para refletir padrões geométricos como a Sequência de Fibonacci ou o Número Áureo, criando uma sensação de fluidez e bem-estar. Mandalas, fractais e padrões geométricos podem ser aplicados em paredes, pisos ou mesmo em pequenos detalhes decorativos para intensificar a energia do local.

Essa influência da Geometria Sagrada também se estende à forma como nos expressamos no mundo. Vestir-se com símbolos sagrados, carregar joias e amuletos geométricos ou até mesmo utilizar padrões vibracionais em acessórios pessoais é uma maneira de manter uma sintonia constante com essas frequências elevadas. Muitos acreditam que esses símbolos não apenas protegem, mas também ampliam a consciência e facilitam conexões espirituais mais profundas.

Ao incorporarmos a Geometria Sagrada em nossa vida, estamos nos abrindo para um fluxo contínuo de equilíbrio e expansão. Essa jornada de reconexão nos conduz a um estado de maior sensibilidade e percepção das forças sutis que nos cercam, permitindo-nos compreender nossa interconexão com toda a criação.

Assim, a harmonia e a cura deixam de ser conceitos abstratos e se tornam experiências vividas, refletidas em cada escolha consciente que fazemos. Dessa forma, cocriamos uma realidade onde o sagrado não está separado do cotidiano, mas sim entrelaçado a cada momento de nossa existência, transformando a maneira como vemos e interagimos com o mundo ao nosso redor.

Epílogo

E agora?

Você atravessou estas páginas como quem percorre um caminho de revelações. Deixou para trás dúvidas, absorveu ensinamentos e, mais do que tudo, experimentou uma nova forma de perceber a si mesmo e ao universo. Mas saiba: este não é um ponto final. É, na verdade, um portal para infinitas possibilidades.

O conhecimento que chegou até você não pode ser armazenado como uma mera lembrança ou tratado como um conceito distante. Ele pulsa dentro de cada célula do seu corpo energético. Ele vibra na sutileza dos seus pensamentos. Ele se manifesta em cada decisão que você toma daqui em diante.

Você compreendeu que a cura não é um evento isolado, mas um fluxo contínuo. Que sua energia responde a cada intenção, a cada palavra, a cada escolha. E, acima de tudo, que você tem em suas mãos o poder de transformar sua realidade—não por meio de esforço, mas pela consciência vibracional que agora carrega.

Os Arcturianos, esses guias benevolentes, continuarão a lhe enviar sinais. Uma sincronicidade inesperada. Um insight profundo em meio ao silêncio. Uma sensação de pertencimento que cresce a cada dia.

Você já não é o mesmo de quando começou esta leitura. Sua frequência mudou. Sua percepção se ampliou.

Mas o que fazer com isso?

Aplique. Integre. Pratique.

A cada respiração, lembre-se de que sua energia é sua linguagem mais poderosa. Cultive a harmonia ensinada aqui, experimente as técnicas, explore sua conexão espiritual. Permita-se continuar expandindo, pois a jornada do despertar não tem fim—apenas novos começos.

E quando sentir que precisa de um lembrete, uma confirmação ou um impulso, retorne a estas páginas. Elas estarão aqui, vivas, esperando para ressoar com a sua evolução.

Você não está sozinho. Nunca esteve.

O universo observa. Seu ser vibra. E o caminho continua.

www.ingramcontent.com/pod-product-compliance
Lightning Source LLC
LaVergne TN
LVHW040044080526
838202LV00045B/3487